AF299203

THÈSE

POUR LE

DOCTORAT EN MÉDECINE

PRÉSENTÉE ET SOUTENUE LE 5 AOUT 1872

PAR

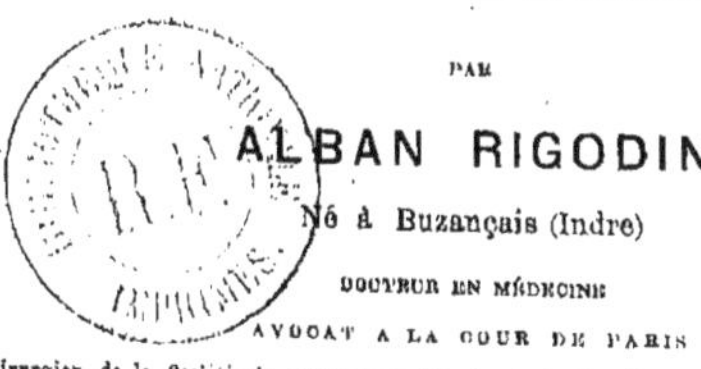

ALBAN RIGODIN

Né à Buzançais (Indre)

DOCTEUR EN MÉDECINE

AVOCAT A LA COUR DE PARIS

Ex-Chirurgien de la Société de secours aux blessés et de l'armée pendant la campagne 1870-1871

ÉTUDE

SUR LA

HERNIE LOMBAIRE

Le candidat répondra aux questions qui lui seront faites sur les diverses parties de l'enseignement médical.

PARIS

IMPRIMERIE NOUVELLE (ASSOCIATION OUVRIÈRE)

14, rue des Jeûneurs, 14

1872

A LA MÉMOIRE DE MON PÈRE, LE Dr RIGODIN

Chevalier de la Légion d'honneur.

A LA MÉMOIRE DE MA MÈRE

A MON FRÈRE LE DOCTEUR RIGODIN

A MES FRÈRES ET SŒURS

A MON ONCLE, LE Dr FAUCONNEAU-DUFRESNE

Chevalier de la Légion d'honneur.

A MES AMIS

FACULTÉ DE MÉDECINE DE PARIS

Doyen : M. WURTZ

Professeurs :

Anatomie.. MM.	SAPPEY,
Physiologie...	BECLARD.
Physique médicale.................................	GAVARRET.
Chimie organique et chimie minérale...............	WURTZ.
Histoire naturelle médicale.......................	BAILLON.
Pathologie et thérapeutique générales.............	CHAUFFARD.
Pathologie médicale...............................	AXENFELD. HARDY.
Pathologie chirurgicale...........................	DOLBEAU, TRELAT
Anatomie pathologique.............................	VULPIAN.
Histologie..	ROBIN.
Opérations et appareils...........................	N...
Pharmacologie.....................................	REGNAULT.
Thérapeutique et matière médicale.................	GUBLER.
Hygiène...	BOUCHARDAT.
Médecine légale...................................	TARDIEU.
Accouchements, maladies des femmes en couche et des enfants nouveau-nés.................................	PAJOT.
Histoire de la Médecine et de la Chirurgie........	DAREMBERG.
Pathologie comparée et expérimentale..............	BROWN-SEQUARD.

Chargé de cours.

Clinique médicale.................................	BOUILLAUD. SEE (G.). LASEGUE. BEHIER.
Clinique chirurgicale.............................	GOSSELIN. BROCA. RICHET. VERNEUIL.
Clinique d'accouchements..........................	DEPAUL.

Professeurs honoraires :

MM. ANDRAL, le baron JULES CLOQUET, CRUVEILHIER, DUMAS et NÉLATON.

Agrégés en exercice :

MM. BAILLY.	MM. CRUVEILHIER.	MM. GUENIOT.	MM. PAUL.
BALL.	DUPLAY,	ISAMBERT.	PERIER.
BLACHEZ.	DUBREUIL.	LANNELONGUE.	PETER
BOCQUILLON.	GRIMAUX.	LECORCHE.	POLAILLON.
BOUCHARD.	GAUTIER.	LEDENTU.	PROUST.
BROUARDEL.	GARIEL.	OLLIVIER.	TILLAUX,

Agrégés libres chargés des cours complémentaires :

Clinique des maladies de la peau................. MM.	N...
— des maladies des enfants....................	ROGER.
— des maladies mentales et nerveuses..........	N...
— de l'ophthalmologie........................	TRELAT.
Chef des travaux anatomiques.....................	MARC SEE.

Examinateurs de la thèse :

MM. BROCA, *Président;* AXENFELD, DUPLAY, OLLIVIER.

INTRODUCTION

Notre but, en écrivant cette monographie, a été d'abord de mettre au jour deux nouvelles observations de hernie lombaire ; — ce qui est assez rare, puisqu'à ce moment la science en compte à peine une vingtaine auxquelles on puisse donner ce nom. En second lieu, de condenser, de classer tous les travaux épars qui se sont produits sur ce sujet, de façon à en offrir un résumé fidèle, et à faciliter les recherches de ceux qui voudraient étudier plus amplement cette question.

Nous avons eu encore une autre ambition, c'est de rechercher, par une étude consciencieuse et approfondie des dispositions anatomiques de la région, quelles sont les causes et quel est le mécanisme qui président à la formation et au développement de la hernie lombaire.

En ce qui concerne l'anatomie, nous n'avançons rien que nous n'ayons constaté nous-même le scalpel en main, et nous sommes heureux de dire que nos recherches ont pleinement confirmé les travaux que M. Grynfeltt publiait, en 1866, dans le *Montpellier médical*.

Après avoir ainsi étudié la région qui est le théâtre de nos observations, passant à l'application des notions acquises, nous avons cherché à nous rendre compte du mécanisme à l'aide duquel, dans une situation donnée, la hernie pouvait se produire ; et, pour aider à cette recherche, nous avons cru devoir annexer à ce travail un tableau comparatif de toutes les observations que nous avons entre les mains. Tel est l'objet du chapitre intitulé *Étiologie et Mécanisme*.

Puis, nous appuyant sur nos propres études et sur quelques

observations malheureusement très-incomplètes, nous avons tenté de faire l'anatomie physiologique et pathologique de l'affection qui nous occupe. C'est le seul chapitre qui reste encore à écrire aujourd'hui pour achever de compléter l'histoire de la hernie lombaire. La pauvreté des matériaux que nous avions à notre disposition ne nous a pas permis d'élever un édifice bien solide sur ses assises, mais nous ne demandons pas mieux que d'être battu en brèche par ceux qui, plus heureux que nous, auront des pièces en main. Ceux-là nous accorderont leur indulgence en faveur de notre bonne volonté.

CHAPITRE PREMIER

HISTORIQUE

L'histoire de la hernie lombaire est à peu près faite aujourd'hui, grâce aux patientes recherches de M. le baron Larrey, recherches qui ont été de la part de leur auteur l'objet d'une communication à l'Académie de Médecine, en mars 1869. Aussi nous bornerons-nous à rappeler succinctement les principaux faits de cette histoire, renvoyant ceux qui voudraient en faire une étude plus approfondie au *Bulletin de l'Académie de Médecine*, où se trouve consigné le travail de M. Larrey (1). (Voir la Notice bibliographique.)

On peut distinguer trois périodes nettement tranchées dans cette histoire. Une première, longue et obscure, qui précède la publication de l'observation de J. L. Petit. — Une deuxième, qui s'étend presque jusqu'à notre époque et pendant laquelle un certain nombre d'observations furent publiées, mais sans qu'aucun travail, aucune recherche vinssent éclairer la question encore peu connue et des dispositions anatomiques et du mécanisme favorisant la production des hernies dans la région lombaire. Enfin, la troisième période commence en 1866, époque à laquelle parut, dans le *Montpellier médical*, un travail consciencieux de M. Grynfeltt, interne de M. Bouisson, à propos d'un cas de hernie lombaire observé dans le service de ce savant professeur (2).

Première période. — Les recherches de M. Larrey n'ont rien pu lui faire découvrir concernant la hernie lombaire avant Garengeot, qui vivait dans la première moitié du XVIII° siècle. — En 1720, Garengeot publiait, dans son *Traité des opérations de chirurgie* (3), une observation *post mortem* de hernie lombaire survenue à la suite d'un faux pas, au côté droit du ventre, entre la crête de l'os des îles et les cartilages des fausses côtes. L'étranglement de cette hernie méconnue avait amené la mort.

En 1726, Reneaulme de Lagarenne, dans son *Essai d'un traité des hernies* (4), rapporte comme singulière une hernie que Dolée nomme lombaire, en indiquant sa situation entre les dernières fausses côtes et la crête de l'os des îles.

L'observation la plus intéressante, non seulement de cette époque, mais encore de toute l'histoire de la hernie lombaire, est certainement celle rapportée par Ravaton, en 1767, dans son *Traité des plaies d'armes à feu* (5). Il s'agit d'une hernie étranglée, irréductible, survenue spontanément chez une femme en état de grossesse, dans la région lombaire gauche. La hernie, reconnue par Ravaton, fut opérée et l'on trouva un dépôt de pus au-dessous duquel il y avait une portion d'épiploon suppuré et trois petites circonvolutions intestinales. La malade guérit. C'est le seul cas de débridement de hernie lombaire que possède la science.

Citons encore dans cette période l'ouvrage de Balin, l'*Art de guérir les hernies* (6), où cet auteur indique assez bien le siége de la hernie lombaire « entre la dernière fausse côte et la crête de l'os des îles, à l'endroit où le muscle oblique externe n'est attaché que par un tissu cellulaire » — et l'observation de Lachausse (7), qui cite un perruquier porteur de plusieurs hernies abdominales, dont deux dans chaque région lombaire.

Deuxième période. — L'observation de J. L. Petit, publiée dans son *Traité des maladies chirurgicales*, en 1774 (8), 24 ans après sa mort, marque une nouvelle phase dans l'histoire de la hernie lombaire, moins à cause d'une indication du siége plus précise que ses devanciers, que parce que la réputation de l'illustre chirurgien et son immense talent mirent ses livres entre toutes les mains, et vulgarisèrent un genre de hernie rare et peu connu des chirurgiens. Ce fut lui qui indiqua le mieux le siége ordinaire de cette hernie, et le justifia par les dispositions anatomiques de la région. La hernie qu'il examina, méconnue par ceux qui l'avaient vue et présentant tous les symptômes d'étranglement était, dit-il, de la grosseur de la tête d'un enfant et placée entre les fausses côtes et la partie postérieure de la crête de l'os des îles, du côté gauche... Elle s'était faite à travers les fibres aponévrotiques du transversal, entre le muscle triangulaire et l'endroit où finissent les obliques. Cette indication précise fit donner à cet espace, compris entre la crête iliaque en bas, les bords antérieur du grand dorsal et postérieur du grand oblique, le nom de triangle de J. L. Petit, et nombre d'observateurs désignent sous le nom du grand chirurgien la hernie qui s'y produit.

Il ne peut entrer dans notre intention de rapporter ici toutes les observations connues jusqu'à ce jour, et qui s'élèvent à une vingtaine environ. D'autres, déjà, se sont chargés du soin de les réunir, et l'on fera mieux encore en se reportant aux sources que nous indiquerons. Nous nous contenterons de mentionner rapidement les nombreux auteurs qui ont signalé l'affection curieuse qui nous occupe.

Desault, dans son *Traité des maladies chirurgicales* (9), mentionne comme une rareté la hernie qui se forme « dans la région lombaire, après des chutes, des efforts, et communément à la suite des plaies pénétrantes ou de l'ouverture d'abcès situés dans les aponévroses et les muscles. » Et dans son *Journal de chirurgie* (10), il consigne l'observation d'une hernie située à la partie externe de la région ombilicale (siége trop vaguement indiqué), recueillie sur le cadavre d'un enfant de neuf ans, qui s'était tué en tombant du quatrième étage.

Cartier, de Lyon (11), a « eu l'occasion de voir la hernie observée par J.-L. Petit, sur les parties latérales du ventre, » etc.

Lassus (12) a reconnu une hernie qu'on avait prise pour un abcès, mais son siége ne paraît pas être dans les lombes.

La même remarque peut s'appliquer à Pelletan (13), dont l'observation de hernies multiples ne paraît avoir aucun rapport avec notre région.

L'observation de Richerand (14) a trait à une hernie développée dans l'hypochondre droit, à la suite d'un coup de pointe de sabre.

Delpech, dans son *Traité des maladies chirurgicales* (15), expose le mécanisme et la formation « des hernies connues sous le nom de lombaires, espèce très-rare, » etc.

En suivant toujours l'ordre chronologique, nous rencontrons l'observation que M. J. Cloquet publia dans sa thèse pour la place de chef des travaux anatomiques, en 1819 (16). Cette observation, remarquable tant par le mécanisme qui a présidé à la formation de la hernie et par les symptômes d'étranglement qui l'ont accompagnée, que par la description nette et précise qu'elle renferme, représente le type le plus pur de la hernie lombaire, et nous ne résistons qu'à regret au désir de la voir figurer ici. On peut dire qu'au point où nous en sommes arrivé de nos développements historiques, il n'y a que trois observations importantes dans l'histoire de la hernie lombaire : ce sont celles de Ravaton, de J.-L. Petit et de J. Cloquet. Nous reviendrons plus loin sur cette observation, dans le chapitre *Étiologie et mécanisme.*

Boyer, dans son *Traité des maladies chirurgicales* (1), en traitant des hernies ventrales, rappelle l'observation incomplète de J.-L. Petit, rapporte des erreurs de diagnostic, et recherche les causes et le mécanisme de ces hernies. Mais toutes les indications du savant chirurgien ont bien plutôt trait aux hernies ventrales en général, qu'aux hernies lombaires en particulier.

Beaumont, de Lyon, dans sa *Notice sur les hernies* (18), met les chirurgiens en garde contre les hernies, lorsqu'ils auront affaire à des tumeurs de la région lombaire.

Jobert (de Lamballe) reproduit, dans son *Traité des maladies chirurgicales du canal intestinal* (19), les deux observations de J.-L. Petit et de J. Cloquet, avec quelques remarques sur les causes mécaniques, les symptômes, le diagnostic et le traitement des hernies ventrales.

Velpeau (20) se contente aussi de citer les observations de J.-L. Petit, Lassus, Pelletan et J. Cloquet.

M. Decaisne, médecin de l'armée belge, rapporte dans le *Bulletin de la Société de médecine*, de Gand, 1839 (21), un cas de hernie lombaire, située dans l'espace ilio-costal gauche, chez un enfant de six ans, tombé de 30 pieds de hauteur sur des palissades. La production de cette tumeur était accompagnée de phénomènes d'étranglement qui cessèrent quand le taxis l'eût fait rentrer.

Verdier, dans son *Traité des hernies* (22), cite un cas de hernie dans la région ilio-costale droite, à la suite d'une chute.

Malgaigne (23) ne fait que mentionner l'existence des hernies lombaires.

W. Coles, *The Dublin journal* (24), publie l'observation d'un enfant de trois ans, atteint d'une hernie congénitale située près de l'épine iliaque gauche postérieure.

M. le baron Larrey tient de M. Nélaton que ce dernier fut consulté, en 1858, par un chef de gare qui avait reçu dans le flanc gauche le choc violent d'un tampon de wagon. Il s'ensuivit la production d'une grosse tumeur offrant tous les signes d'une hernie lombaire, qui donna lieu à de nombreuses erreurs de diagnostic.

M. Chapplain de Marseille (25), rapporte une observation de hernie lombaire, suite d'une contusion produite par un coup de timon de voiture dans la région lombaire droite.

M. Marmisse, de Bordeaux, publie, dans la *Gazette des Hôpitaux* de 1862 (26), un cas de hernie lombaire, constaté après la mort, chez une femme d'une obésité excessive, qui paraît due à l'écartement des fibres musculaires du transverse par des pelotons du tissu adipeux.

Enfin, l'*Union médicale* inséra, en 1864 (27), l'observation par M. Basset, de Toulouse, d'une hernie lombaire ne paraissant avoir d'autre cause que l'hérédité. Cette tumeur fut prise pour un lipôme et faillit être opérée.

Dans cette longue période, qui s'étend de 1774 à 1866, nous ne voyons guère que huit observations qui méritent d'être citées. Ce sont d'abord celles de J.-L. Petit et de J. Cloquet, sur lesquelles nous nous sommes déjà expliqué; puis celle de Decaisne, avec étranglement; de W. Coles, hernie congénitale; de Nélaton; de Chapplain, hernies suite de contusion; de Marmisse, reconnaissant pour cause l'obésité; de Basset, qui invoque l'hérédité comme étiologie. Sur ces huit observations, cinq sont toutes modernes. Mais, à part ces observations, il n'y a encore aucun travail anatomique sérieux de la région lombaire.

Troisième période. — Ce fut M. Grynfeltt, interne de M. Bouisson, de Montpellier, qui, à propos d'une observation recueillie dans le service de son maître, inaugura cette troisième période par un travail très soigné, publié dans le *Montpellier médical*, de 1866. Il rappelle les noms de J.-L. Petit, de Cloquet, Lassus, Decaisne, W. Coles; il analyse leurs observations et rapporte celles des docteurs : Marmisse, de Bordeaux, Chapplain, de Marseille, et Basset, de Toulouse. — L'anatomie est certainement la partie la plus étudiée de son article. On voit que l'auteur a cherché, le scalpel en main, à se rendre un juste compte des dispositions anatomiques de la région. Il démontre la fragilité de la paroi abdominale au niveau du triangle de J.-L. Petit, créé par l'insertion anormale, bien qu'assez fréquente, du bord postérieur du grand oblique, et il trouve dans la disposition analogue du bord postérieur du petit oblique, dont l'aponévrose n'occupe pas toute la hauteur de la paroi abdominale, une nouvelle cause d'affaiblissement des enveloppes intestinales. C'est là ce qu'il appelle le triangle *lombo-costo-abdominal.* — Cette étude, la première qui ait été faite de notre région, inaugure une ère nouvelle dans l'histoire de la hernie lombaire.

En ce qui concerne l'observation recueillie dans le service de M. Bouisson, elle n'offre rien qui soit en dehors du mode ordinaire de production des hernies lombaires. Il s'agit d'un homme âgé de soixante-dix ans, qui, six mois après avoir reçu un violent coup de poing dans le flanc gauche, a

vu apparaître une tumeur du volume du poing, limitée par la dernière côte
en haut, la crête iliaque en bas, le bord antérieur du grand dorsal en arrière, et en avant par un relief des muscles larges. Elle est sonore à la percussion, rentre avec gargouillement et laisse une ouverture de 5 à 6 centimètres.

En 1867, M. Sistach, médecin-major, publia, dans les *Mémoires de médecine militaire* (28), une observation des plus complètes de hernie lombaire,
suite de contusion par un éboulement de terre.

L'année 1869 fut favorable à l'étude de la hernie de J.-L. Petit. A propos
d'une malade atteinte d'une hernie qu'on appela lombaire, et que M. le
professeur Hardy présenta à l'Académie de médecine (29), s'engagea une
discussion que M. Larrey termina par l'exposé historique de la hernie
lombaire, exposé dont nous avons déjà parlé et où nous avons puisé d'abon-
dants renseignements pour notre travail. — Mais revenons à l'observation
de M. Hardy.

La malade présentée à l'Académie est une femme qui entra à l'hôpital
Saint-Louis pour une paraplégie syphilitique, et qui, sous l'influence d'un
violent effort de défécation, vit tout à coup surgir une tumeur dans son
flanc gauche, à travers une échancrure de l'os iliaque, de 4 à 6 centimètres,
située à trois travers de doigt (6 cent.) de l'épine iliaque antéro-supérieure.
Cette tumeur est sonore à la percussion, facilement réductible, avec gargouillement, etc. — Sur le lieu même de la hernie, on trouve une cicatrice de la peau, trahissant une suppuration longue et abondante. M. Huguier, qui a examiné la malade, pense que c'est plutôt par l'échancrure que
par le triangle de J. L. Petit, que la hernie s'est faite ; et ne pouvant appliquer la dénomination de *lombaire* à cette hernie, il propose d'appeler *sus-
iliaques* toutes les hernies lombaires. Nous trouvons que c'est aller un peu
loin que de changer le nom de toute une catégorie de hernies, pour y faire
rentrer celle-ci, dont la production en ce point tient à des circonstances
tout à fait anormales, qu'elles soient congénitales ou pathologiques.

En même temps que son résumé historique, M. Larrey lut à l'Académie
une observation, fort longue, de hernie lombaire chez un officier. — Cette
hernie reconnaît pour cause une blessure par arme à feu. La balle avait pé-
nétré dans la paroi abdominale, au niveau de l'épigastre, et s'était arrêtée
dans les téguments au niveau du bord externe de la région lombaire, (d'où
elle fut extraite), après avoir traversé l'abdomen dans sa cavité ou dans ses
parois. Un an après, le malade, en faisant un effort de rein, vit apparaître
une tumeur de la grosseur d'un œuf de poule, dont la production fut accompagnée de tous les symptômes d'étranglement. A l'examen de M. Larrey, au
Val-de-Grâce, en 1851, la tumeur avait une consistance molle, elle se ré-
duisait facilement, et laissait au doigt la sensation d'une ouverture profonde. Au palper, elle ne donne pas tout à fait la consistance pâteuse d'une
épiplocèle, et ce n'est pas non plus la consistance élastique d'une poche ou
d'une anse intestinale. La percussion donne de la matité. M. Larrey con-
clut à une hernie épiploïque, avec adhérence ou pénétration partielle d'une
anse intestinale. L'autopsie de cet officier, mort en 1859, fit reconnaître

une surabondance extraordinaire de tissu adipeux dans l'épiploon, dont une partie formait la hernie lombaire. Quant au trajet de l'ancienne blessure, il paraissait n'avoir existé que dans la paroi abdominale hypertrophiée par la graisse.

Signalons encore, dans l'année 1869, la thèse de M. Billetou (30), qui réunit en partie les observations de hernie lombaire mentionnées ou analysées par M. Larrey.

En 1870, M. Tillaux, chef des travaux anatomiques de Clamart (31), fit, pour le *Dictionnaire encyclopédique*, l'anatomie de la région lombaire, et mentionna les principales observations signalées par M. Larrey.

Enfin, pour terminer l'histoire de la hernie lombaire, nous apportons deux observations inédites. Nous devons la première à l'obligeance de M. Duplay, chirurgien à l'hôpital de la Pitié. La seconde a été recueillie par nous à l'hôpital des Cliniques, dans le service de M. le professeur Broca, que nous remercions de sa bienveillance à notre égard.

OBSERVATION COMMUNIQUÉE PAR M. DUPLAY, CHIRURGIEN A L'HOPITAL DE LA PITIÉ. (*Inédite.*)

« Viellard, Jeanne, veuve Debaut, âgée de soixante-huit ans, entre, le 22 mars 1872, à l'hôpital de la Pitié, salle Saint-Augustin, n° 18.

« Cette femme a reçu, à l'âge de huit ans, un violent coup de pied dans la région lombaire gauche. Six semaines environ après cet accident, il se forma un abcès qui s'ouvrit spontanément, et resta fistuleux pendant près de six mois, avant de se cicatriser définitivement.

« A l'âge de 30 ans, la malade se maria et eut cinq enfants. Les couches furent normales, et, à aucune époque, on ne constata dans la région lombaire la présence d'une tumeur.

« Pendant le siége, la malade devint veuve, souffrit toutes sortes de privations, et contracta une bronchite qui exigea un séjour au lit de plusieurs mois, en même temps qu'elle détermina un amaigrissement considérable. Depuis lors, la santé ne s'est jamais complétement rétablie : la malade tousse constamment et est souvent obligée de s'aliter.

« Cinq semaines après le début de la bronchite, la malade remarqua la présence d'une tumeur siégeant dans la région lombaire gauche. — On constate, en effet, dans cette partie de la paroi abdominale, une tumeur située en dedans de la cicatrice enfoncée qui résulte de l'abcès dont la malade a été atteinte dans son enfance. Elle mesure 14,5 cent. dans son diamètre vertical, et 13 cent. dans son diamètre transversal. La peau glisse librement à sa surface.

« Lisse, élastique, sonore à la percussion, cette tumeur est réductible sous la moindre pression, et fait entendre, en se réduisant, un bruit de gargouillement que perçoivent le doigt et l'oreille. Cette réduction s'opère d'ailleurs spontanément dans le décubitus sur le ventre. On constate alors qu'il ne reste aucun sac, aucun appendice graisseux ; que les doigts arrivent directement sur la crête iliaque, et qu'il existe, au-dessus du bord supérieur de cet os, une dépression profonde, dans laquelle s'enfonce l'extrémité des doigts. On peut également sentir avec facilité le bord inférieur de la dernière côte, limitant en haut cette dépression. — La tumeur se reproduit sous l'influence du plus léger mouvement, dès que la contention formée par les doigts vient à disparaître. Cette reproduction de la tumeur sous l'influence de la toux s'accompagne d'un bruit de gargouillement.

« Enfin, la malade ne présente aucun trouble du côté des fonctions digestives; elle éprouve seulement de la sensibilité, de la gêne, en rapport avec le volume de cette tumeur.

« A l'aide d'une ceinture bouclée et munie d'une pelote appopriée, la contention de la hernie est assurée, et la malade a quitté l'hôpital vers la fin du mois de mai. »

Le 23 juin dernier, nous nous sommes rendu au domicile de la veuve Debaut pour faire par nous-même l'examen de sa hernie; mais on nous apprit qu'elle était morte depuis une quinzaine, c'est-à-dire quinze jours environ après sa sortie de l'hôpital. La voisine nous raconta que cette femme se sentit mal à l'aise vers les trois ou quatre heures de l'après-midi et s'alla coucher. Elle fut prise alors de vomissements d'abord alimentaires, puis noirâtres, à odeur fétide. Ces vomissements durèrent jusqu'à onze heures du soir, heure à laquelle mourut la malade. Le médecin de la mairie, appelé, ne vint que le lendemain.

Faut-il attribuer cette mort si rapide à un étranglement de la hernie? En raison des dimensions énormes de l'orifice de sortie des viscères, M. Duplay n'est pas de cet avis.

OBSERVATION RECUEILLIE DANS LE SERVICE DU PROFESSEUR BROCA
A L'HOPITAL DES CLINIQUES. (*Inédite et personnelle.*)

Breton, âgé de soixante-dix ans, taille 1ᵐ 65, imprimeur en taille-douce, assez bonne santé, n'ayant d'autres antécédents morbides qu'une bronchite il y a deux ans, et deux hernies inguinales, l'une à droite, descendant jusqu'au bas du scrotum (oschéocèle), l'autre à gauche, limitée au pli de l'aine (bubonocèle), survenues toutes les deux, il y a vingt-cinq ans, en faisant un effort pour se lancer à l'eau. — Le malade porte un bandage à double pelote. Veines et ulcères variqueux aux deux jambes. Pas de hernies chez les ascendants, mais prolapsus utérin chez la mère, qui portait un pessaire. — Son frère a été atteint, à soixante-douze ans, d'une hernie inguinale en se livrant à des efforts de défécation.

Le 2 juin 1872, le malade fit une chute en descendant l'escalier de sa maison, et sa région lombaire gauche porta sur l'angle d'une marche. Relevé immédiatement, il fut porté sur son lit, où il resta une partie de la journée en se plaignant d'une vive douleur à l'endroit frappé. Il se leva dans l'après-midi, mais ne put marcher. Il n'y avait absolument aucune trace de contusion.

Le lendemain matin, le malade sentit avec sa main, et sa femme constata, par la vue et le toucher, une petite tumeur à l'endroit même qui avait porté dans la chute. Au bout de trois jours, ne pouvant reprendre son travail, il se décida à entrer à l'hôpital des Cliniques, dans le service de M. Broca.

A notre examen, le 9 juin, le malade présente, au niveau de la région lombaire gauche, une petite tumeur ovoïde, assez semblable, pour la forme et le volume, à une moitié d'œuf de poule dont le grand diamètre est transversal. Cette tumeur siége à 4 1/2 cent. des apophyses épineuses, à peu près au milieu de l'espace ilio-costal, qui mesure, chez cet homme, 8 cent. de hauteur, mais plus près des côtes, au niveau de l'apophyse épineuse de la deuxième vertèbre lombaire, et à 14,5 cent. de l'épine iliaque antéro-supérieure. Le grand diamètre de la tumeur est de 7 cent., le petit de 4 cent.

Sans changement de coloration à la peau, qui est mobile au-dessus, à peu près mate à la percussion, molle et élastique au toucher, cette tumeur présente son plus gros volume quand le malade est placé dans le décubitus antérieur, avec plusieurs oreillers sous le ventre, surtout si on lui fait faire à ce moment une longue inspiration ; et son moindre volume quand il est couché sur le côté droit. Dans ce dernier décubitus, la tumeur pressée par les doigts fuit en haut et en avant, et diminue de volume : le malade dit la sentir rouler sous ses doigts. Mais il est impossible de la pédiculiser et tout autant de la réduire. Dans toutes les positions, si l'on fait tousser le malade, ou s'il fait une forte inspiration, on voit la tumeur saillir en arrière.

A la pression, cette tumeur n'est pas douloureuse, mais la partie située au-dessous, surtout le rebord de la crête iliaque qui a porté dans la chute, est très sensible. Le malade n'a éprouvé ni coliques, ni nausées, ni vomissements. Ses selles sont régulières, son appétit est cependant diminué, il se sent, dit-il, l'estomac embarrassé.

Quand on soulève le bras gauche du malade, le grand diamètre de la tumeur cesse d'être transversal et devient oblique de haut en bas, et de dehors en dedans : c'est-à-dire que son bord externe se relève. Il faut conclure de là, ou bien que la tumeur placée sous le grand dorsal est entraînée avec lui dans son mouvement d'ascension ; ou bien, ce qui semble plus compréhensible, que la tumeur est engagée à travers les fibres de ce muscle qui auraient été déchirées dans la chute. Cela paraît d'autant plus admissible que le grand dorsal est peu développé, et que ses fibres sont molles, flasques et peu résistantes, comme tout le système musculaire de cet homme.

Si on enfonçait une aiguille au niveau du maximum de saillie de la tumeur, elle perforerait le grand dorsal à 8 cent. en dehors des apophyses épineuses, c'est-à-dire à 4 ou 5 cent. environ de son bord externe, et pénétrerait entre le bord postérieur des deux obliques, en dehors, et le bord antérieur du carré des lombes en dedans, c'est-à-dire dans un espace triangulaire où le péritoine n'est séparé du grand dorsal que par le muscle transverse.

M. Broca a fait mouler la région dorsale et lombaire de cet homme pour représenter au musée Dupuytren une affection aussi rare.

Il a fait donner au malade une ceinture en cuir ordinaire bouclée, mais sans pelote qui, en maintenant sa hernie, a permis à ce malade de reprendre son travail. Il a quitté l'hôpital le 18 juin.

Nous avons revu Breton le 14 juillet. La tumeur a diminué un peu et en surface et en saillie. Elle est indolente, mais le point immédiatement au-dessous est toujours douloureux. Il se loue beaucoup de sa ceinture, qui lui permet de travailler à peu près comme autrefois.

DISCUSSION.

La mollesse, l'élasticité très manifeste de la tumeur, son apparition su-bite après une chute, l'absence de fluctuation et de coloration des tissus, la mobilité, l'indolence et par-dessus tout l'expansion, sous la dépendance de la toux ou d'une forte inspiration, ne permettent pas de douter de l'exis-tence d'une hernie, malgré l'irréductibilité.

En ce qui concerne la nature de la tumeur herniaire, la question est diffi-cile à trancher:

Est-ce une épiplocèle? La tumeur est molle, mais non pâteuse, facilement dépressible, sans toutefois rentrer ; mais elle est élastique, surtout quand le malade contracte ses parois abdominales antérieures. Pour ces raisons, nous ne pouvons admettre une épiplocèle simple.

Nous rejetons également l'hypothèse d'une entérocèle simple, à cause de l'absence de sonorité ; mais il se pourrait que nous ayons affaire à une anse intestinale recouverte par l'épiploon, ce qui expliquerait la matité obtenue constamment à la percussion. Mais nous ne comprendrions pas très bien que cette anse ne fût pas réductible, car, bien que la tumeur diminue sous la pression des doigts, on n'entend pas de gargouillement indiquant la rentrée de l'intestin.

La tumeur n'est-elle pas au contraire constituée par le colon, ou partie seulement du colon descendant, ce qui fait que la liberté du conduit est assez grande pour que les selles n'aient pas cessé d'être régulières? Cela nous semble la plus plausible de toutes nos conjectures, et c'est l'hypothèse à laquelle M. Broca s'est rattaché. Maintenant, la matité est-elle due à la présence de matières fécales? Cela ne pourrait alors s'entendre que des ma-tières molles, puisqu'il n'y a pas au toucher cette consistance rénitente et marronnée que donne la présence des matières fécales et que sentit M. J. Cloquet dans son observation de hernie du colon ascendant. Cette matité ne doit-elle pas plutôt être attribuée à la présence d'une portion d'épiploon refoulée par l'intestin et le recouvrant parfaitement?

BIBLIOGRAPHIE

(1) Baron Larrey, *in Bulletin de l'Académie de médecine*, mars 1869. — (2) Grynfeltt, *in Montpellier médical*, t. XVI, 1866. — (3) Garangeot, *Traité de chirurgie*, t. I. 1731. — (4) Reneaulme de Lagarenne, *Essai d'un Traité de hernies*, 1726. — (5) Ravaton, *Traité des plaies d'armes à feu*, obs. 60, p. 277, 1750. — (6) Balin, *l'Art de guérir les hernies*, 1768. — (7) Lachausse, *De Hernia ventrali* (de la collection des thèses de Haller, t. III, 1759, thèse 68. — (8) J. L. Petit, *Traité des maladies chirurgicales*, t. II, p. 277, 1783. — (9) Desault, *Traité des maladies chirurgicales*, t. II, 1779. — (10) Desault, *Journal de chirurgie*, t. I, p. 377, 1791. — (11) Cartier, de Lyon, *Précis d'observations de chirurgie*, 1802, p. 147. — (12) Lassus, *Pathologie chirurgicale*, t. II, 1806. — (13) Pelletan, *Clinique chirurgicale*, t. III, p. 6, 1810. — (14) Richerand, *Nosographie chirurgicale*, t. III, p. 303, 1821. — (15) Delpech, *Précis des maladies chirurgicales*, t. II, 1826. — (16) J. Cloquet, *Recherches sur les causes. et l'anatomie des hernies abdominales*, thèse pour la place de chef des travaux anatomiques, p. 4, 5, 6, 1819. — (17) Boyer. *Traité des maladies chirurgicales*, t. VIII, p. 327, 1822. — (18) Beaumont, de Lyon, *Notice sur les hernies*, 1827. — (19) Jobert (de Lamballe), *Traité des maladies chirurgicales du canal intestinal*, t. II, 1829. — (20) Velpeau, *Traité de médecine opératoire*, t. II, 1832. — (21) Decaisne, *in Gazette médicale de Paris*, 1839. — (22) Verdier, *Traité des hernies*. — (23) Malgaigne, *Leçons cliniques sur les hernies*, 1841. — (24) W. Coles, *The Dublin journal*, 1857, *in Gazette médicale de Paris*, p. 663, 1858. — (25) Chapplain, *Bulletin des travaux de la Société de médecine de Marseille*, juillet 1861; *in Gazette des hôpitaux*, p. 406, 1861. — (26) Marmisse, *in Gazette des hôpitaux*, p. 170, 1862. — (27) Basset, *in Union médicale*, t. II, p. 578, 1864. — (28) Sistach, *Mémoires de médecine militaire*, t. XIX, p. 487, 1867. — (29) Hardy, *in Bulletin de l'Académie de médecine*, mars 1869, — (30) Billetou, thèse de Paris, 1869. — (31) Tillaux, *Dictionnaire encyclopédique*, article *Région lombaire*.

CE QU'IL FAUT COMPRENDRE SOUS LA DÉNOMINATION DE HERNIE LOMBAIRE

Nous comprenons sous le nom de hernie lombaire toute hernie des viscères abdominaux dans l'étendue de la région lombaire, telle que nous allons la limiter dans la description anatomique, c'est-à-dire, s'étendant de la crête épineuse des vertèbres lombaires, au bord postérieur du grand oblique, entre la dernière côte et la crête iliaque. Peu importe, d'ailleurs, que la hernie soit ou non située dans le triangle de J.-L. Petit, il suffit qu'elle soit comprise dans les limites que nous venons de tracer. Aussi, comme conséquence de ce principe, refuserons-nous la dénomination de lombaire à toute hernie située en dehors du grand oblique, et rejeterons-nous le nom de *hernie sus-iliaque*, que M. Huguier proposait de substituer à celui de hernie lombaire.

La dénomination proposée par M. Huguier serait beaucoup plus rationnelle que la nôtre, si nous adoptions la manière de voir de M. Larrey, qui appelle lombaire toute hernie située en dedans d'une ligne fictive, étendue entre l'épine iliaque antéro-supérieure et le rebord cartilagineux des côtes. — Nous dirons plus loin les raisons anatomiques qui s'opposent à ce que nous acceptions cette limite ; mais, dès à présent, nous pouvons avancer que la hernie lombaire se distingue de toutes les autres hernies ventrales par un mécanisme toujours à peu près le même, lequel est sous la dépendance de la constitution anatomique de toute la région qui s'étend en arrière du bord postérieur du grand oblique Appeler hernie lombaire toute saillie des viscères abdominaux en avant de cette ligne, serait détruire ou fausser toutes les idées qu'éveille en l'esprit le seul nom de hernie lombaire. — Pour nous, la production de la hernie lombaire nous fait soupçonner immédiatement un vice de conformation de la paroi abdominale, au niveau du bord postérieur des obliques. C'est également cette pensée qui domine chez tous les observateurs qui, depuis J.-L. Petit, ont rencontré des hernies lombaires. Aussi voyons-nous que les observations déjà nombreuses que nous possédons, en rapportant chacune un certain nombre de signes presque toujours les mêmes, donnent à ces hernies comme un air de famille qui les distingue de toutes les autres. Ce serait donc bouleverser les idées reçues que d'accorder le droit de cité, je veux dire le nom de lombaire, à toute hernie se produisant au milieu des fibres du grand oblique. En quoi cette hernie pourrait-elle différer d'une hernie ventrale ? Si elle n'en diffère pas, et qu'elle ait droit de s'appeler lombaire, pourquoi créer dans les hernies ventrales une caste particulière, une *gens*, avec sa généalogie, ses priviléges et ses titres de noblesse.

Donc, au point de vue du siége, la dénomination de hernie lombaire paraît justifiée et précise. Au point de vue de la cause, elle nous semble plus difficile à établir. Il nous semble, en effet, et cela ressort de ce que nous venons de dire, que le nom de hernie lombaire rappelle non-seulement le siége, mais encore le mode de production, le mécanisme de la hernie, et c'est pour cela qu'il faut bien se garder de le rejeter ou d'étendre cette appellation. Or, quel rôle faut-il attribuer à la constitution anatomique de la région dans le fait de la production d'une hernie à la suite d'un coup de sabre ? Dans de pareilles conditions, la hernie se produirait sur tout autre point de l'abdomen, sans qu'il fût besoin pour l'expliquer d'invoquer une prédisposition. — Loin de nous la pensée de rejeter la division des hernies en traumatiques et spontanées, elle est excellente. Mais le traumatisme qui intervient comme cause accidentelle de la hernie, est singulièrement favorisé par la disposition anatomique du point qu'il a atteint. Expliquons-nous : si un homme reçoit une forte contusion au niveau du triangle J.-L. Petit, et que ce triangle existe, il aura de grandes chances pour voir apparaître un jour une hernie. Si la même contusion porte dans un point de la paroi abdominale pourvu de toutes ses enveloppes protectrices, il peut avoir une hernie, il est vrai, mais cela sera tout à fait exceptionnel. — Que le même homme, au contraire, reçoive un coup d'épée ou une balle dans l'un ou l'autre endroit, il aura presque autant de chances, dans les deux cas, de voir les intestins se glisser par l'ouverture. En un mot, dans un cas, il y a une cause accidentelle s'ajoutant à une cause prédisposante pour déterminer la hernie, dans l'autre, il y a une cause unique, l'*éventration*.

Toutefois, nous pensons que le nom de hernie lombaire doit être également conservé pour ce dernier cas, car la plupart du temps la hernie ne se fera pas sur-le-champ ; ce n'est que plus tard, en faisant un effort, que la cicatrice cédera sous la pression de la masse intestinale, et elle cédera d'autant plus facilement que les divers plans qui la constituent seront moins nombreux et moins résistants. Donc là encore la faiblesse de la paroi inhérente à la région jouera un rôle qui, pour n'être que secondaire, n'en aura pas moins son importance. Seulement il nous paraît utile, dans le cas, de dénommer cette hernie : hernie lombaire *par éventration*.

En conséquence, nous désignerons sous le nom de hernies lombaires *spontanées*, celles qui apparaîtront spontanément sous l'influence d'une cause prédisposante, la grossesse (obs. de Ravaton et J. L. Petit), l'extrême obésité (obs. Marmisse), l'hérédité (Basset) ; nous rangerons encore dans cette catégorie l'unique cas de hernie lombaire congénitale rapporté par W. Coles. — Au contraire, nous appellerons *traumatiques simples*, celles qui surviennent à la suite d'un coup (obs. Lassus, Nélaton, Chapplain, Grynfeltt, Sistach, Duplay) ; d'une chute (obs. Garengeot, Decaisne, Verdier, Broca). Dans ce groupe, nous placerons aussi celles qui surviennent à la suite d'un effort (obs. J. Cloquet et Hardy). — Enfin, nous ferons un troisième groupe que nous baptiserons hernies lombaires *traumatiques par éventration*, et dans lequel nous placerons les hernies survenues consécutivement à une blessure, soit par armes blanches, soit par armes à feu (obs. Richerand et Larrey).

CHAPITRE II

ANATOMIE DE LA RÉGION LOMBAIRE

A. LIMITES ET CONFIGURATION.

La région lombaire se trouve naturellement limitée, en haut par le bord inférieur de la dernière côte ; en bas par la crête iliaque ; en arrière par la crête épineuse qui divise la surface postérieure du tronc, et partant notre région en deux moitiés symétriques. En dehors, cette limite ne paraît point avoir été jusqu'ici bien déterminée. Nous avons dit que M. Larrey voudrait lui faire suivre une ligne fictive partant de l'épine iliaque antéro-supérieure et aboutissant au rebord cartilagineux des côtes. M. Tillaux, dans son article *Région lombaire*, la fixe au bord postérieur du grand oblique. Le bord postérieur du grand oblique est une limite bien autrement naturelle qu'une ligne fictive partant de l'épine iliaque, et, de plus, elle réunit dans une même région tous les points de la paroi postérieure de l'abdomen où peuvent apparaître les hernies dont nous traçons l'histoire.

Ainsi délimitée, cette région mesure : diamètre vertical 7 à 8 cent., — diamètre transversal 13 cent., chez un adulte de taille moyenne.

En arrière, une gouttière répondant aux apophyses épineuses de la région. Immédiatement en dehors, dessinant la masse sacro-lombaire, une saillie plus ou moins accentuée, suivant la musculature du sujet. Plus en dehors une dépression, au fond de laquelle on trouve le carré des lombes ; dépression dont le côté interne marque la limite des muscles spinaux, le côté externe, la saillie du bord postérieur du grand oblique. Enfin, une légère cambrure de haut en bas, telle est la configuration de la région.

B. TÉGUMENTS ET PLANS MUSCULO-APONÉVROTIQUES.

1. *Peau et tissu cellulaire sous-cutané.* — La peau de la région lombaire offre pour nous peu d'intérêt. Elle est glabre, épaisse et adhérente.

Le tissu cellulaire sous-cutané ou *fascia superficialis*, se dédouble en deux feuillets, l'un superficiel, adhérent à la peau, pouvant contenir beaucoup de pelotons adipeux ; l'autre profond et formé de plusieurs lamelles très résistantes, qui se confondent en haut avec le tissu cellulaire thoracique, et qui en bas se fixent à la crête iliaque.

Abordons maintenant la description des différents plans musculaires et aponévrotiques qui ferment en arrière la cavité abdominale. Nous devons tout d'abord déclarer que, faisant l'anatomie de la région seulement au point de vue de la hernie lombaire, nous ne nous occuperons que du cas où le bord postérieur du muscle grand oblique n'est pas recouvert par le bord antérieur du grand dorsal.

II. *Aponévrose lombaire et grand dorsal.* — Au-dessous du tissu cellulaire, nous rencontrons un plan musculo-fibreux constitué par l'aponévrose lombaire, improprement appelée aussi aponévrose du grand dorsal. Cette aponévrose, la plus résistante peut-être de l'économie, affecte à peu près la forme d'un triangle, dont la base prend insertion aux apophyses épineuses des vertèbres lombaires, des trois ou quatre dernières dorsales, et à la crête sacrée. Le côté inférieur est fixé à la crête iliaque dans sa moitié postérieure (Cruveilhier). Enfin, le bord supérieur donne insertion aux fibres charnues du grand dorsal. Si nous supposons une ligne horizontale représentant un segment de la circonférence du corps humain, partant de l'apophyse épineuse de la troisième vertèbre lombaire, et passant au niveau du dos de la crête iliaque, l'aponévrose lombaire occupera sur cette ligne une étendue de 10 à 12 centimètres. Au delà nous trouvons le triangle de J.-L. Petit. Plus en dehors encore, le bord postérieur du grand oblique. Les fibres du grand dorsal naissent du bord externe et supérieur de l'aponévrose lombaire, et se dirigent obliquement en haut et en dehors. En sorte que le moindre espace de la région recouvert par le grand dorsal ou l'aponévrose lombaire est en bas, et mesure au moins 11 centimètres; le plus grand espace recouvert est en haut, au niveau des côtes, et mesure 12 à 13 centimètres.

III. *Grand oblique.* — Au-dessous du grand dorsal en haut, sur le même plan en bas, nous trouvons les fibres du grand oblique presque verticales en arrière, beaucoup plus obliques en avant. Ce muscle n'appartient guère à notre région que par ses fibres postérieures, et dans leur partie supérieure seulement, quand existe le triangle de J. L. Petit. Ces fibres postérieures s'insèrent, en haut à la face externe des dernières côtes, en bas à la moitié antérieure de la lèvre externe de la crête iliaque (Cruveilhier).

Le bord postérieur du grand oblique ayant une direction verticale, et le bord antérieur du grand dorsal ayant une direction oblique de bas en haut et d'arrière en avant, se rencontrent et se croisent vers le milieu de la région, et interceptent entre eux un espace triangulaire, dit triangle de J. L. Petit, dont le troisième côté, formé par la crête iliaque, mesure ordinairement de 1 à 2 centimètres. L'aire de ce triangle est formée par les fibres postérieures du petit oblique, qui n'est plus séparé de la peau que par le tissu cellulaire.

Ces deux muscles, grand dorsal et grand oblique, peuvent être considérés comme situés sur un même plan, et occupant l'un la partie interne de la région, l'autre l'externe. Ils recouvrent de dedans en dehors : le petit dentelé postérieur et inférieur, les muscles spinaux, le petit oblique, et entre ces deux derniers muscles, le transverse avec lequel le grand dorsal se trouve en contact dans un espace triangulaire sur lequel nous reviendrons.

IV. *Petit dentelé postérieur et inférieur.* — C'est un petit muscle quadrilatère ou lozangique, moitié charnu dans sa partie externe, moitié aponévrotique dans sa partie interne ; s'étendant obliquement des apophyses épineuses des deux dernières vertèbres dorsales et des trois premières lombaires au bord inférieur des quatre dernières côtes. Il n'appartient à notre région que par sa partie inférieure.

V. *Muscles spinaux.* — Les muscles spinaux, ou masse sacro-lombaire, masse commune, occupent la gouttière lombaire, et la débordent en dehors (Cruveilhier). Ils sont contenus en arrière par l'aponévrose lombaire et en avant par les apophyses transverses des vertèbres lombaires, qui donnent insertion par leur sommet au feuillet moyen de l'aponévrose du transverse. Celui-ci complète en avant la paroi de la loge ostéo-fibreuse dans laquelle est enfermée la masse commune ; tandis que le feuillet postérieur de la même aponévrose va se confondre avec l'aponévrose lombaire. L'angle formé par ces deux feuillets, en se séparant, embrasse le bord externe des muscles spinaux. Ces muscles ainsi maintenus forment une masse épaisse, recouvrant dans la région un espace de 7 à 7 centimètres 1/2 à partir de la crête épineuse.

VI. *Petit oblique.* — A côté de la masse commune, nous décrirons le petit oblique, bien qu'on ne puisse pas dire qu'ils soient absolument sur le même plan ; mais tous les deux ont cela de commun qu'ils sont (dans la région lombaire du moins) recouverts par le grand dorsal. Le petit oblique, recouvert dans presque toute son étendue par le grand oblique, dont le sépare une mince couche celluleuse, se trouve en arrière, et bien sûr seulement recouvert par le grand dorsal. Ses fibres obliques de bas en haut et d'arrière en avant, comme celles du grand dorsal, mais plus inclinées, s'insèrent en arrière à l'apophyse épineuse de la dernière vertèbre lombaire, en se confondant avec l'aponévrose lombaire, et, par cette dernière, à la crête iliaque. De là, les fibres se portent en haut et en dehors et viennent se fixer au bord inférieur des cartilages des neuvième, dixième, onzième et douzième côtes. Par suite de la direction oblique en dehors et en haut des fibres de ce muscle, il existe entre son bord postérieur et le bord antérieur du carré des lombes, qui suit une direction oblique dans un sens opposé, un espace triangulaire dont la base répond à la dernière côte, ou plutôt au bord inférieur du petit dentelé inférieur, et le sommet au point d'intersection des deux muscles. Ce triangle, signalé pour la première fois par M. Grynfeltt, qui lui a imposé le nom de triangle *lombo-costo-abdominal,* ce triangle, disons-nous, dont le sommet a une direction tout à fait opposée à celle du triangle de J.-L. Petit, se trouve placé plus près que lui de la crête épineuse et, à la différence de ce dernier, il est recouvert par le muscle grand dorsal. Son aire est formée en entier par le muscle transverse, recouvert à sa partie interne par le deuxième feuillet de sa propre aponévrose, feuillet qui passe en arrière du carré des lombes. De telle sorte que ce feuillet aponévrotique très résistant, blanc et nacré, renforce une grande partie du transverse que ne protége pas les obliques, mais laisse à nu les fibres de ce muscle dans la partie externe du triangle que nous venons de signaler. Il y a là un espace assez restreint très mal fortifié, espace qui s'agrandit quand, comme l'a vu plusieurs fois M. Cruveilhier, l'insertion du petit oblique à la douzième côte vient à manquer.

VII. *Transverse de l'abdomen.* — Plus profondément que le petit oblique, entre ce muscle et le *fascia propria*, est situé le muscle transverse de l'abdomen, dont les fibres s'étendent depuis la ligne blanche jusqu'au bord externe du carré des lombes, et par son triple feuillet aponévrotique jusqu'aux vertèbres lombaires. Il s'insère, par ses fibres supérieures, à la face interne des six dernières côtes, par des digitations qui s'entre-croisent avec celle du diaphragme. Ses insertions inférieures se font aux trois quarts antérieurs de la lèvre interne de la crête iliaque, en dedans du petit oblique, par des fibres très courtes. Ses insertions antérieures se font à la ligne blanche. Quant à ses insertions postérieures, elles se font, comme nous l'avons dit, par trois feuillets aponévrotiques s'insérant au sommet des apophyses épineuses et transverses et à la base de ces dernières, et constituant deux loges fibreuses, l'une pour les muscles spinaux, l'autre pour le carré des lombes. De ces trois feuillets, le second seul nous intéresse, parce qu'il protége une partie du triangle lombo-costo-abdominal.

Ce muscle, dont l'action est puissante et qui joue autour de l'abdomen le rôle d'une sangle énergique, est constitué par des fibres formant de petits faisceaux réunis entre eux par un tissu cellulaire assez lâche, se laissant facilement érailler, et livrant passage aux nerfs et vaisseaux de la région, ainsi qu'à de petits pelotons adipeux, chez les sujets gras.

VIII. *Carré des lombes.* — En dedans du transverse, et sur le même plan, au-dessous de la masse sacro-lombaire, et la débordant au dehors de 3 à 4 centimètres environ, en bas du moins, entre la crête iliaque et la dernière côte se place le carré des lombes. Ce muscle, formé de trois ordres de faisceaux charnus qui s'entre-croisent, est irrégulièrement quadrilatère, aplati d'avant en arrière, épais seulement de quelques millimètres à un centimètre, quelquefois davantage, et n'offre, suivant M. Tillaux, qu'une bien faible résistance à l'effet des liquides tendant à se faire jour par la région lombaire, tandis que l'aponévrose qui le bride en arrière résiste, au contraire, énergiquement. Ce muscle est recouvert, dans ses trois quarts postérieurs, par les muscles spinaux. En avant, il est tapissé par le troisième feuillet de l'aponévrose du transverse, feuillet celluleux et peu résistant, qui forme, avec le deuxième feuillet, la loge du carré des lombes.

Pour nous résumer, nous dirons que la paroi abdominale postérieure est constituée par trois plans musculaires bien distincts, comprenant chacun deux muscles : un à la partie interne, l'autre à la partie externe.

Partie interne
—
Grand dorsal
Premier feuillet du transverse.
Masse sacro-lombaire
Deuxième feuillet du transverse.
Carré des lombes
Troisième feuillet du transverse.

Premier plan
Deuxième plan.
Troisième plan.

Partie externe
—
Grand oblique
Petit oblique
Transverse

C. — COUCHE VISCÉRALE.

I. *Rein et colon.* — En avant du carré des lombes et dans son tiers supérieur seulement, le rein qui déborde la dernière côte de la moitié de sa longueur environ, à gauche du moins, car à droite le foie le refoule un peu plus bas.

Au dessous du rein, le colon ascendant à droite, descendant à gauche, occupe les deux tiers inférieurs du carré des lombes.

II. *Péritoine.* — En avant de ces deux organes, le péritoine, doublé de son tissu cellulaire ou *fascia propria*, passe sans les envelopper complétement, au moins pour le rein. En ce qui concerne le colon ascendant et descendant, il n'en est pas tout à fait de même. Tantôt, en effet, le cœcum est enveloppé complétement par le péritoine, qui lui forme un meso-cœcum pouvant s'étendre assez haut, et recouvrir le colon au niveau de la région des lombes. — Dans ce cas, cette portion du gros intestin jouit d'une très-grande mobilité, et peut venir hernier soit en arrière, ce qui est rare, soit en avant, ce qui est plus fréquent; — tantôt au contraire, et c'est le cas le plus habituel, le péritoine se contente de passer au devant du cœcum et de la partie lombaire du colon, dont elle revêt les 5/6es de la circonférence, et d'appliquer les organes contre la paroi postérieure de l'abdomen. Dans ce cas, la hernie du colon en avant est plus difficile, et sa hernie en arrière serait dépourvue de péritoine. — Il en est de même à gauche : le péritoine, après avoir formé un meso-rectum et un meso-colon iliaque, repli qui donne à l'S iliaque une très-grande mobilité, applique seulement la partie supérieure du colon contre le rein gauche et la paroi lombaire. — Dans ce cas, la hernie lombaire du colon descendant n'a pas de sac. Il se peut également, par exception, qu'il y ait un meso-colon, et alors la partie herniée est recouverte par le péritoine.

III. *Epiploon.* — Il nous faut dire encore quelques mots d'un organe que l'on rencontre souvent dans les hernies, en avant comme en arrière, seul, ou accompagnant l'intestin : l'épiploon. Le grand épiploon, après avoir recouvert en avant la masse intestinale, à la manière d'un tablier, envoie de chaque côté ses bords latéraux, qui marchent parallèlement à la direction des colons ascendant et descendant, et les recouvre quelquefois (Cruveilhier). Aussi, n'est-il pas surprenant de voir assez souvent l'épiploon coiffer les circonvolutions intestinales herniées. Mais nous croyons qu'on doit regarder comme beaucoup plus rare la sortie de l'épiploon avec l'un des colons.

E. — VAISSEAUX ET NERFS.

Les ARTÈRES que nous rencontrons dans la région lombaire sont : 1° la dernière intercostale aortique ; — 2° les 4 artères lombaires ; — 3° la branche ascendante de l'artère ilio-lombaire ; — 4° la branche horizontale de l'artère circonflexe iliaque.

I. *La dernière intercostale aortique*, que M. le professeur Dubrueil, de Montpellier, considère comme la première lombaire, la plus grosse des intercostales aortiques, naît entre la 12° côte et l'apophyse transverse de la première vertèbre lombaire, passe en arrière des piliers du diaphragme et sous les arcades fibreuses du psoas, puis se divise en deux branches : une postérieure, qui a la même direction et la même distribution que les branches postérieures des quatre artères lombaires, et une antérieure, branche abdominale qui, passant en avant du carré des lombes, perfore au niveau de son bord externe, l'aponévrose du transverse. Elle s'engage alors entre ce dernier muscle et le petit oblique, qu'elle traverse bientôt, et va s'anastomoser avec l'autre circonflexe iliaque, environ au niveau de la partie moyenne de la crête iliaque.

Ce qu'il importe de considérer dans le trajet de cette artère, c'est le point où elle perfore l'aponévrose du transverse. Elle présente là une particularité fort importante au point de vue de la production des hernies, mise en relief par M. Grynfeltt que nous ne pouvons mieux faire que de citer : « A cet endroit, les fibres aponévrotiques s'écartent, laissent entre elles un léger intervalle limité de chaque côté par deux petits faisceaux entre lesquels passe l'artère en question, comme le cordon spermatique entre les deux piliers de l'anneau inguinal externe. » On comprendra facilement que cet orificice, placé au milieu de l'aponévrose fibreuse qui constitue le deuxième feuillet du transverse, et qui est le seul plan résistant de la région, en avant du grand dorsal, favorise singulièrement l'effort des intestins pressés de toute part et cherchant une issue. — Cette artère est à peu près la seule qui offre un intérêt sérieux au point de vue du mécanisme de la hernie. — La connaissance anatomique du trajet des autres artères importe cependant pour le cas où il serait nécessaire d'opérer un débridement.

II. Les *quatre artères lombaires* se comportent toutes à peu près de la même façon. Nées à angle droit de la partie postérieure de l'aorte, en arrière des piliers du diaphragme, elles correspondent à chaque vertèbre lombaire, et se divisent en deux branches au niveau de la base des apophyses transverses. — La branche postérieure ou dorso-spinale, qui se distribue au corps de la vertèbre, au canal rachidien, aux muscles de la masse commune, traverse l'aponévrose lombaire, et va se perdre dans la peau de la région. — La branche antérieure, ou pariéto-abdominale, est l'analogue de la branche pariétale des artères intercostales. Elle traverse les arcades fibreuses du psoas, passe en arrière du carré des lombes, entre ce muscle et le feuillet moyen de l'aponevrose du transverse, et se subdivise en deux rameaux, qui cheminent de haut en bas, l'un entre le transverse et le petit oblique, l'autre entre le petit oblique et le grand, et vont s'anastomoser avec l'artère épigastrique.

III. La branche ascendante de l'*iléo-lombaire* occupe l'espace compris entre l'apophyse transverse de la dernière vertèbre lombaire et la crête iliaque. Elle monte le long des vertèbres lombaires et se distribue au psoas et au carré des lombes. Quelquefois elle fournit la dernière artère lombaire, ce qui réduit le nombre de ces artères à trois.

IV. Enfin, la branche horizontale de l'*artère circonflexe iliaque* chemine le long de la crête iliaque, entre le muscle transverse et le petit oblique, et ne peut guère offrir d'obstacle à un débridement.

Il est inutile de parler des *veines*, qui suivent exactement le trajet des artères.

Les *vaisseaux lymphatiques* sont superficiels et profonds. Ils se rendent dans les ganglions axillaires, inguinaux, iliaques, lombaires et intercostaux. (Richet. — *Anatomie chirurgicale.*)

Les *nerfs* ont une importance secondaire, leur blessure serait loin d'offrir les mêmes conséquences que celle des artères. Nous allons toutefois indiquer le trajet des principales branches nerveuses que l'on trouve dans la région.

La *branche antérieure du 12ᵉ nerf dorsal*, la seule dont nous ayons à nous occuper, suit le trajet de la dernière artère intercostale jusqu'à la partie moyenne de sa course, passe au-devant du carré des lombes, longe le bord inférieur de la dernière côte, pénètre entre le transverse et le petit oblique, puis entre ce dernier et le grand oblique, et se termine à la peau de la partie antérieure de l'abdomen.

Les autres nerfs de la région proviennent de la première paire du plexus lombaire, qui fournit deux branches antérieures, auxquelles nous conserverons le nom de grande et de petite abdomino-génitale.

La *grande branche abdomino-génitale* part de la première paire lombaire, traverse l'extrémité supérieure du psoas, et croise obliquement la face antérieure du carré des lombes; puis, parvenue au bord externe de ce muscle, un peu au-dessus de l'os des îles, elle perfore le transverse, se place entre lui et le petit oblique, marche parallèlement à la crête iliaque, puis se partage au-devant de cette crête en deux rameaux, un abdominal, et l'autre génital, que nous n'avons pas besoin de suivre plus loin. — La *petite branche abdomino-génitale*, ou inférieure, naît également de la première paire lombaire, suit exactement le trajet de la branche supérieure dans toute la région lombaire.

Si nous appliquons les notions anatomiques que nous venons d'exposer à la détermination du siége des hernies lombaires, nous verrons qu'il est des points de la région des lombes où ces hernies sont impossibles, d'autres où elles sont rares, généralement contenues et peu développées ; d'autres enfin où elles se font le plus ordinairement, et où elles peuvent acquérir leur plus grand développement. — Ceci nous conduit à diviser cette région en trois zônes verticales, division qui n'est point arbitraire, et qui déjà est indiquée par Tillaux au point de vue de la manifestation des abcès perinéphrétiques.

La *première zône*, la plus interne, renferme deux couches musculaires qui sont d'arrière en avant, les muscles spinaux, le carré des lombes ; quatre aponévroses, savoir : l'aponévrose lombaire et les trois feuillets du transverse ; et, comme charpente osseuse, les cinq apophyses transverses de la région. Cette bande musculo-fibreuse, qui s'étend le long des apophyses épineuses, a une largeur de 6 à 7 centimètres et une épaisseur presque égale ; aussi, est-elle vraiment impénétrable, non-seulement pour les hernies spontanées, mais probablement encore pour les hernies traumatiques.

La *deuxième zône*, située immédiatement en dehors de la première, s'étend depuis le bord externe de la masse commune jusqu'au bord externe du grand dorsal. Elle a en bas une étendue de 3 à 4 centimètres environ et se termine au niveau du triangle de J.-L. Petit. En haut de la région, elle est un peu plus large, par suite de la direction oblique en avant du muscle grand dorsal. — Nous rencontrons dans cette zône, en procédant d'arrière en avant : le grand dorsal prolongé en bas par l'aponévrose lombaire. Il occupe toute la superficie de la deuxième zône, et offre contre les hernies spontanées un rempart solide, mais les fortes contusions, et les abcès qui surviennent à la suite pourraient rompre ou détruire les fibres musculaires qui protégent la partie supérieure de la région. — Au-dessous du grand dorsal, à la partie externe de la zône, le grand et le petit oblique ; à la partie interne, le carré des lombes dépassant les muscles spinaux de 3 à 4 centimètres en bas, de 1 à 2 en haut. Entre le bord postérieur du petit oblique, oblique en bas et en dedans, et le bord antérieur du carré des lombes, oblique en bas et en dehors, le triangle lombo-costo-abdominal, dont la base est formée en haut par le petit dentelé inférieur. Au fond du triangle, le transverse en contact par sa face externe avec le grand dorsal, et perforé à ce niveau par la dernière artère intercostale. Enfin, en avant du carré des lombes, le rein et le colon.

Ainsi donc, il existe dans cette zône un triangle analogue à celui de J.-L. Petit, au niveau duquel la paroi abdominale a perdu une partie de ses enveloppes protectrices. Des deux plans musculaires qui subsistent encore, l'un, le transverse, est formé de fibres réunies en faisceaux ayant entre eux peu de cohésion, l'autre, le grand dorsal est ordinairement un muscle fort et résistant. Si donc un choc quelconque, une contusion vient à atteindre cette portion de la zône, il pourra arriver que le grand dorsal résistant, le transverse soit seul déchiré, et alors les intestins viendront faire saillie sous le premier muscle ; ou bien le grand dorsal cédera aussi et l'anse intestinale se placera sous les téguments. C'est ainsi, croyons-nous, que s'est produite la hernie que nous avons observée chez M. Broca, hernie dont le siége répond manifestement au triangle lombo-costo-abdominal.

La *troisième zône* est à proprement parler le triangle de J.-L. Petit. Elle a pour limites les bords mêmes de ce triangle, c'est-à-dire, en bas la crête iliaque, en arrière, le bord antérieur du grand dorsal, en avant, le bord postérieur du grand oblique. L'aire de ce triangle est formée par le petit oblique doublé du transverse. Ces deux enveloppes charnues sont les seuls moyens de protection de la paroi abdominale dans cette zône, aussi est-ce en ce point que se produisent le plus souvent les hernies lombaires.

CHAPITRE III.

Nous ne suivrons pas dans ce chapitre la division de A. Cooper, qui a partagé les hernies en deux grandes classes : hernies par excès de force, et hernies par défaut de force ; division adoptée par Malgaigne, qui a ajouté une troisième classe aux deux autres : hernies de l'enfance. - Si cette division peut être justifiée en ce qui concerne les hernies des parois abdominales antérieures, elle n'est pas applicable aux hernies lombaires, dont la production paraît tenir le plus souvent à l'existence du triangle de J.-L. Petit, c'est-à-dire à un affaiblissement congénital de la paroi. Quant à nous, nous plaçant au point de vue des causes qui font naître les hernies lombaires, nous les diviserons, à l'exemple de M. J. Cloquet, en causes prédisposantes et causes occasionnelles.

§ 1er. — CAUSES PRÉDISPOSANTES.

La cause prédisposante par excellence des hernies lombaires, celle qui domine toutes les autres, dont elle est l'auxiliaire accoutumé, c'est l'*affaiblissement de la paroi postérieure de l'abdomen*, par suite d'une disposition anatomique anormale, bien qu'assez fréquente. Ici, nous n'avons point d'ouvertures naturelles dans l'épaisseur de la paroi, comme cela existe dans la région inguino-crurale ou ombilicale ; mais nous avons le triangle de J.-L. Petit, et aussi le triangle lombo-costo-abdominal. Nous avons suffisamment insisté en traitant l'anatomie de la région sur la disposition des enveloppes de cette partie de la paroi abdominale, pour pouvoir nous dispenser d'y revenir en ce moment. Nous dirons seulement que, dans le cas où la nature a oublié de protéger ces points, il peut arriver que, sous l'influence d'une cause accidentelle inefficace dans d'autres circonstances, les fibres se déchirent et la hernie est constituée.

L'hérédité qui, suivant Malgaigne, est une des plus puissantes influences lorsqu'il s'agit des hernies abdominales antérieures, joue-t-elle un rôle actif dans la production de la hernie lombaire ? Probablement, bien qu'il n'y ait pas ici d'ouvertures naturelles dont la construction demande à la nature un soin particulier. Mais il est assez naturel de penser que le père puisse léguer à ses enfants un triangle de J.-L. Petit, c'est-à-dire une paroi abdominale incomplètement fortifiée. — Parmi les vingt et une observations à peu près complètes de hernie lombaire dont nous avons pu faire la base d'une statistique, il n'y a qu'un seul cas où l'hérédité soit invoquée comme unique cause. C'est l'observation de M. Basset, de Toulouse. On amena à ce chirurgien un jeune homme de dix-huit ans, pour l'opérer d'un lipôme, lequel n'était autre chose qu'une hernie lombaire développée depuis l'âge de six ans. Une autre hernie lombaire, qualifiée de spontanée par Auzias-Turenne, ne peut véritablement être rangée dans la classe de celles qui reconnaissent l'hérédité pour cause. Peut-être pourrions-nous citer l'observation que nous avons recueillie à l'hôpital des Cliniques. Si le père et la mère de ce malade n'avaient pas de hernie, sa mère avait une chute de l'utérus, qui indique une faiblesse des ligaments. Le frère de cet homme a été atteint, à soixante-douze ans, d'une hernie inguinale en faisant des efforts de défécation, et lui-même est aujourd'hui possesseur de trois hernies, deux inguinales et une lombaire.

La *présence d'autres hernies* chez le même individu a été signalée avec raison comme signe de prédisposition, et **M.** Larrey dit très justement : « Que la résistance des parois abdominales aux efforts naturels étant plus forte, par exemple, dans l'une des régions inguino-crurales, devient relativement plus faible dans la région lombaire correspondante. » L'observation de l'hôpital des Cliniques que nous venons de citer, est un exemple remarquable qui vient à l'appui de cette théorie. Le malade porte pour ses deux hernies inguinales un bandage à double pelote. Il est donc permis de supposer, ou bien que, sans le bandage, la masse intestinale refoulée vers les deux loges artificielles qu'elle s'est ouvertes en avant, aurait offert moins de résistance et que la paroi ne se serait pas déchirée ; ou bien que les enveloppes abdominales ne présentent pas, chez cet homme, la résistance normale. On peut encore citer le cas assez obscur de Lachausse (1), rapportant l'observation d'un perruquier porteur de plusieurs hernies abdominales, dont deux siégeaient dans chaque région lombaire.

Personne ne nie l'influence de la *grossesse* sur le développement des hernies ventrales, et en particulier des hernies de la ligne blanche ; mais, en ce qui concerne la question qui nous occupe, deux observations de hernie lombaire chez deux femmes enceintes affirment suffisamment l'efficacité de cette cause. La première en date est celle de Ravaton, qui fit chez une femme grosse, atteinte de hernie lombaire étranglée, l'unique opération de débridement rapportée dans la science. La seconde est celle de J.-L. Petit, qui diagnostiqua hernie lombaire étranglée là où les autres avaient vu une tumeur « laiteuse ou venteuse. » Comme dans nos vingt et une observations nous n'avons que trois cas d'étranglement sérieux et que les deux exemples cités sont au nombre des trois, ceci donnerait à penser que les hernies sous la dépendance de cette cause sont plus graves que les autres.

L'*ascite*, qui en distendant outre mesure les parois abdominales, joue vis-à-vis d'elles le même rôle que la grossesse, est, comme cette dernière,

---

(1) Lachausse, *De hernia ventrali*. — *Thèses de Haller*, t. III, 1759, thèse 68.

une cause prédisposante à la hernie. Balin en cite un exemple : « Un de mes amis m'a dit qu'en disséquant, à l'hôpital de la Salpêtrière, une fille morte d'une hydropisie des ovaires, la présence du liquide avait occasionné dans les muscles transverse et petit oblique une distension et une atonie si considérables, que les téguments et le grand oblique enlevés, il trouva dans l'étendue du ventre six à sept petites hernies ventrales qui s'étaient formées dans l'écartement des fibres musculaires de ces muscles. » Il ne faut pas oublier que, dans ce cas, à cette cause mécanique de distension s'ajoute l'état d'amaigrissement et de cachexie qui accompagne habituellement les hydropisies abdominales prolongées.

Or, l'*amaigrissement* et la cachexie favorisent le développement des hernies, « en produisant, dit M. J. Cloquet, un relâchement considérable dans les tissus qui étaient distendus par la graisse. » Delpech dit de son côté : « Il n'est pas de point, dans l'enceinte de l'abdomen où, à la faveur d'une grande maigreur, les fibres aponévrotiques ou musculaires ne puissent être éraillées, écartées, et favoriser de la sorte la formation d'une hernie; mais il est des régions où l'on observe ces déplacements plus communément que dans toute autre : tels sont le voisinage de l'anneau inguinal ou de l'arcade crurale, les côtés de l'appendice xiphoïde, du sternum et de la région lombaire. »

Suivant Malgaigne, la *misère* aurait une influence réelle sur la production des hernies, car, dans les arrondissements riches et aisés de Paris, il n'a trouvé que 1 hernieux sur 37, tandis que dans les arrondissements pauvres, il y en aurait 1 sur 28.

Si de l'amaigrissement et de la misère nous passons à un état absolument opposé, c'est-à-dire à l'extrême *obésité*, nous verrons que cette cause n'a pas davantage échappé aux observateurs. Jobert (de Lamballe), dans son *Traité des maladies chirurgicales du canal intestinal*, cherche à en interpréter le mécanisme en disant que « chez les personnes très grasses, on rencontre entre les fibres aponévrotiques du tissu adipeux, qui, quelquefois, disparaît tout à coup par un amaigrissement général, et alors l'épiploon se glisse dans les ouvertures devenues libres, en poussant le péritoine devant lui, etc. » Mais il n'est pas besoin de supposer un amaigrissement subit pour expliquer la sortie de l'intestin. Celui-ci, une fois les fibres musculaires ou aponévrotiques écartées par le développement du peloton graisseux, le pousse devant lui et prend sa place. Nous citerons comme exemple l'observation du docteur Marmisse, de Bordeaux, qui constata *post mortem*, sur une femme d'une obésité excessive, une hernie lombaire gauche ayant le volume d'une tête de fœtus, qui s'était développée spontanément et graduellement depuis vingt ans, sans avoir jamais occasionné aucun accident.

En ce qui concerne le *sexe* et l'*âge*, nous nous contenterons d'indiquer les chiffres qui ressortent du rapprochement de nos vingt et une observations :

Sexe { 7 femmes.. { 6 adultes.
{ 1 petite fille de trois ans (hernie congénitale).
{ 14 hommes . { 11 adultes.
{ 3 enfants.

L'âge n'est pas indiqué dans............ 8 cas.
Au-dessous de 10 ans................. 4 —
De 10 à 30 ans...................... 0 —
De 30 à 60 ans...................... 3 —
De 60 à 75 ans...................... 6 —

Ce sont les vieillards qui fournissent le plus fort contingent.

Quant aux *professions*, auxquelles Malgaigne attache une grande importance, elles ne paraissent pas avoir ici une influence appréciable. Elles sont des plus diverses et n'ont, le plus souvent, que fort peu de rapport avec la cause qui a produit la hernie. Au reste, l'indication de la profession manque fort souvent : 10 fois sur 21 cas.

§ 2. — CAUSES OCCASIONNELLES.

Parmi ces causes, il faut placer au premier rang les *contusions*, soit qu'elles soient produites par la projection d'un corps lourd sur la région lombaire, soit qu'elles reconnaissent pour origine le choc de cette même paroi contre un corps dur, plus ou moins irrégulier, rencontré dans une chute. Sur nos vingt et une observations, onze fois nous trouvons la contusion comme cause immédiate ou plus ou moins ancienne de la hernie : c'est plus de la moitié des cas. Ces onze contusions proviennent six fois d'un coup porté, cinq fois d'une chute. Cette cause a donc une importance considérable, et chaque fois qu'on se trouve en présence d'une hernie lombaire, il faut la rechercher. Il est, par conséquent, fort intéressant d'étudier le mécanisme à l'aide duquel l'intestin parvient à franchir les barrières que la nature lui a opposées en cet endroit.

Lorsqu'un individu reçoit un coup ou tombe, et que son flanc porte sur un corps dur, ou bien les fibres musculaires ou aponévrotiques se rompent, et l'intestin, faisant irruption à travers la brèche, constitue immédiatement la hernie (obs. Decaisne et Desault); ou bien il ne se produit rien d'apparent, l'individu n'éprouve que la douleur accompagnant toute contusion, et ce n'est que dans un temps plus ou moins éloigné, sous l'influence de la cause efficiente la plus légère, un effort, une bronchite, qu'apparaît la tumeur herniaire (obs. Grynfeltt). Entre ces deux cas extrêmes, il y a des variétés : l'individu peut être pris de coliques, de nausées, de vomissements, de douleurs vives, en un mot, de tous les phénomènes de l'étranglement, bientôt suivis de la production d'une tumeur (J. Cloquet, Nélaton). Il est d'autres cas où la contusion est suivie d'abcès, et ce n'est que plus tard, très longtemps après quelquefois (obs. Duplay), que les intestins se décideront à franchir la paroi affaiblie qu'ils avaient respectée jusque-là (obs. Lassus, Sistach, Hardy). Que s'est-il donc passé dans tous ces cas ?

Quand un homme perd l'équilibre et sent son corps entraîné dans une direction, à gauche par exemple, il fait tous ses efforts pour réagir contre la force qui l'entraîne, et il se jette du côté opposé. Dans cette position, les muscles de la jambe et de la cuisse et surtout ceux du tronc du côté droit formeront la résistance à la puissance qui pousse le tronc à gauche, et ils se contracteront de façon à rejeter le tronc du côté opposé à celui où le corps tend à verser. Dans ce mouvement, il se passera trois phénomènes : 1° l'homme fera une forte inspiration qui fixera solidement le diaphragme sur les viscères abdominaux, et diminuera la capacité de la cavité abdominale ; 2° le tronc sera incliné sur la hanche opposée au côté menacé, et un peu en avant, en sorte que la masse intestinale, comprimée en haut, comprimée à droite et en avant, se portera à gauche et en arrière, et pressera avec énergie sur les parois abdominales latero-postérieures déjà distendues ; 3° par suite de l'inclination du tronc à droite, de sa flexion sur la hanche, le corps formera de ce côté une ligne concave plus courte, et à gauche une ligne convexe plus longue. Or, cette plus grande longueur ne peut être obtenue que par la distension de la partie de la paroi abdominale comprise entre le thorax et le bassin, c'est-à-dire de cette bande musculo-fibreuse sous-tendue par deux arcs rigides, et violemment distendue à l'intérieur par les intestins. Si à ce moment la force de résistance de la paroi abdominale est plus faible en un point quelconque que la force de tension, les fibres musculaires ou aponévrotiques se déchireront, et l'intestin se précipitera à travers la déchirure. Si l'enveloppe abdominale résiste, le corps continue son mouvement, la tension s'exagère de plus en plus, jusqu'au moment où le flanc vient à rencontrer un corps dur qui lui fait obstacle, et qui déprime en sens opposé la paroi tendue. Rien d'étonnant, à ce moment, si le choc a lieu au niveau du triangle de J.-L. Petit, ou même à côté, que ce point moins fortifié vienne à se rompre.

Si la force d'entraînement et la force de tension sont peu considérables, il peut se faire qu'il n'y ait qu'un très léger éraillement ou une faible déchirure ; alors, suivant les cas, ou bien les intestins mettront un certain temps à battre en brèche ce rempart ébranlé, et entre la chute et l'apparition de la hernie, il y aura un silence plus ou moins long ; ou bien la déchirure laissera s'insinuer une faible partie d'une anse intestinale, ce qui produira des phénomènes d'étranglement et de la douleur, sans qu'on puisse constater rien d'appréciable à la vue ou au toucher. La hernie aura fait son premier pas ; le temps ou toute autre cause lui fera faire le second.

Il se passe quelque chose d'analogue pendant *l'effort* qui sollicite une contraction énergique des muscles abdominaux : « Si, dans un effort quelconque, dit Malgaigne, par une disposition originelle ou un résultat de la profession, il y a un point de l'abdomen plus faible que les autres, n'est-ce pas celui-là qui cédera, quelle que soit la direction de l'impulsion ? dans les divers temps de chaque effort, l'impulsion même peut changer. » Malgaigne part de là pour combattre l'opinion émise par M. J. Cloquet, que la plus grande fréquence des hernies à droite est due à la direction des pressions intra-abdominales pendant l'effort. Nous n'avons point à examiner ici cette question qui, si elle est importante au point de vue de la production des hernies abdominales antérieures, semble n'avoir qu'un rôle assez mince dans l'étiologie de la hernie lombaire. C'est pourquoi, ni l'explication de M. J. Cloquet, ni celle de Malgaigne ne sauraient être applicables à notre cas. Nous donnerons cependant, à titre de curiosité, les résultats que nous fournit notre petite statistique. Sur vingt et un cas, nous trouvons quatorze fois la hernie à gauche, savoir : six hernies spontanées, sept par suite de contusion ou chute, une par suite d'effort. Dans cinq cas, la hernie siége à droite. Ils se décomposent ainsi : trois hernies par suite de contusion, une par suite d'effort, une par éventration. Dans les deux derniers cas, il n'y a pas de désignation; il s'agit de contusions. La recherche de la cause de la plus grande fréquence à gauche, ne peut offrir d'intérêt que pour les hernies spontanées ou par suite d'effort. Les six hernies que nous appelons spontanées reconnaissent toutes une cause; cinq ont une cause prédisposante : deux grossesses (Ravaton, Petit), une troisième par suite d'obésité (Marmisse), la quatrième par hérédité (Basset), enfin, la cinquième est congénitale. Nous ne connaissons pas l'étiologie de la sixième. Est-ce par suite d'une prédisposition de la paroi abdominale que la hernie s'est produite à gauche, plutôt qu'à droite, dans le cas de grossesse, d'obésité, d'hérédité? c'est ce qu'il serait difficile de dire. En ce qui concerne les hernies suite d'effort, la question serait plus importante; mais de ces deux cas, l'un siége à droite, l'autre à gauche.

Mais revenons au mécanisme à l'aide duquel la hernie se produit dans l'effort. Nous ne possédons que deux observations de hernie lombaire reconnaissant pour cause un effort : celle de M. J. Cloquet, effort pour soulever un matelas, et celle de M. Hardy, efforts de défécation. Ce dernier cas est moins intéressant que le premier au point de vue de l'efficacité réelle de l'effort dans la production de la hernie, car celle-ci a apparu au milieu d'une échancrure congénitale ou acquise de l'os des îles du côté gauche, au niveau d'une cicatrice de la peau « trahissant, dit M. Huguier, une suppuration longue et abondante. » Nous examinerons ce cas particulier quand nous traiterons de l'influence de la suppuration sur l'apparition des hernies lombaires.

Mais, en revanche, dans l'observation de M. J. Cloquet, la hernie ne saurait être attribuée à une autre cause qu'à un effort. Le malade de M. J. Cloquet, en soulevant un matelas fort pesant, le 10 mars 1812, éprouve dans la région lombaire droite une vive douleur accompagnée de déchirement. Le 14 mai suivant, en se levant, Damours ressent au même endroit les mêmes douleurs, avec coliques, nausées, vomissements, constipation, et l'on constate dans la région lombaire droite la présence d'une tumeur. — Que s'est-il produit en ce point? Au moment de l'effort, le malade s'est incliné en avant et probablement à gauche pour saisir le matelas; dans ce mouvement ont eu lieu les trois phénomènes que nous avons décrits plus haut : Abaissement du diaphragme, refoulement des viscères en arrière et à droite, tension de la bande musculo-fibreuse inter-ilio-costale. — Or, nous savons que cette bande musculo-aponévrotique n'est constituée, au niveau du

triangle de J.-L. Petit, que par les fibres du petit oblique et du transverse ;
que les fibres de ce dernier muscle, tiraillées par ce mouvement de haut en
bas, n'offrent, grâce à leur disposition, qu'une résistance très limitée. Si donc
nous supposons que cette bande assez fragile, distendue par le triple mécanisme indiqué, vienne à se contracter pour ramener en arrière le tronc dont
la force de résistance s'est accrue de tout le poids du fardeau à soulever, nous
comprendrons qu'il puisse y avoir rupture des fibres, surtout si à ces causes
de faiblesse s'en ajoutent d'autres, telles que l'amaigrissement, la disposition
congénitale, etc. Au reste, ce qu'on appelle vulgairement le tour de rein,
qui se produit souvent dans un effort de ce genre, n'est-il rien autre chose
que la lésion dont nous parlons à son moindre degré. Ajoutons à cela un
affaiblissement des enveloppes fibreuses et musculaires tenant à leur disposition anatomique, un triangle de J.-L. Petit, et nous aurons une hernie
lombaire. Comme l'a fort bien dit M. Larrey : « La hernie lombaire serait
bien plus fréquente, si les viscères ne tendaient encore plus à sortir de leur
cavité par les ouvertures naturelles déclives ou élargies de leurs parois,
pour former si souvent les hernies inguinales, crurales et ombilicales. »

Si maintenant nous passons à l'étude des *plaies par armes à feu* ou par
armes blanches comme causes de production de la hernie lombaire, nous
trouvons un mécanisme beaucoup moins compliqué. C'est le mécanisme
ordinaire des éventrations. Toutefois, il nous semble qu'il y a encore ici
quelque chose de particulier à notre région, tenant à ce que les enveloppes
qui la constituent occupent une situation verticale et n'offrent pas à la
masse intestinale un plan déclive, sur lequel la seule action de la pesan-
teur pousse constamment les viscères. La cicatrice, sans être plus solide
que dans le cas d'une éventration antérieure, résistera mieux, parce que
les assauts qu'elle aura à supporter seront moins directs et moins fréquents.
Aussi la hernie ne se produira-t-elle qu'au bout d'un temps plus ou moins
long, et sous l'influence d'une cause déterminante plus ou moins appréciable.

Nous possédons deux cas de hernie lombaire par éventration. Dans l'un
que nous devons à Richerand, le malade avait reçu un coup de pointe de
sabre dans l'hypochondre droit ; la hernie n'apparut qu'au bout d'un mois.
Dans l'autre (blessure par arme à feu) qui fait l'objet de l'observation de
M. Larrey, elle ne se forma qu'au bout d'un an, sous l'influence « d'un
effort de rein. » M. Larrey en tire cette conséquence qu'il faut soutenir la
cicatrice par un bandage contentif. Il faut ajouter que la balle reçue par ce
malade avait traversé « l'abdomen ou seulement les parois abdominales, »
et que la plaie avait longtemps suppuré. Or, nous allons voir que la suppuration est une cause efficace de la formation des hernies lombaires.

« Les *abcès*, dit Jobert (de Lamballe), formés à l'extérieur du péritoine,
et qui exigent une opération, sont suivis d'une hernie, à cause du peu de
résistance de la cicatrice. » Mais, alors même qu'il n'y a pas d'incision, le
seul fait de la suppuration, comme le fait remarquer Boyer, amène un
affaiblissement de la paroi et une cicatrice qui constitue toujours un point
affaibli, « à moins qu'il ne se fasse dans ce dernier cas un épaississement

du péritoine pariétal ; alors les bords de l'ouverture qui a donné passage au pus se réunissent. » (Grynfeltt). Dans nos observations, il y a six fois la mention d'un abcès ou d'une suppuration précédant ou accompagnant la production de la hernie. Quelquefois ces abcès remontent fort loin. (Obs. Hardy et Duplay.) Dans l'observation de M. Duplay, la hernie s'est produite à soixante-huit ans, et l'abcès était survenu à huit ans, à la suite d'un coup de pied.

Pour résumer cette trop longue revue des causes qui produisent la hernie lombaire, nous dirons que la grande cause prédisposante, celle qui est l'auxiliaire de toutes les autres, c'est le défaut de protection, en un ou plusieurs points, de la région inter-ilio-costale ; que, parmi les autres causes accessoires, la distension des parois abdominales par la grossesse, par l'obésité, paraissent jouer un plus grand rôle que l'hérédité, la présence d'autres hernies, l'âge et les professions.

Parmi les causes occasionnelles, il faut placer au premier rang les contusions résultant des coups portés ou des chutes ; au second, les ruptures par contraction et les blessures par instruments piquants et tranchants, et par armes à feu.

TABLEAU COMPARATIF

De 21 Observations de hernie lombaire

NUMÉROS	Observateurs	MALADES OBSERVÉS			ÉTIOLOGIE	SIÉGE	TUMEUR HERNIAIRE		ACCIDENTS
		SEXE.	ÂGE.	PROFESSION.			VOLUME	CONTENU	
1	Garengeot.	Femme		Blanchisseuse.	Chute.	Côté droit, entre crête iliaque et côtes.	Vol. d'une noix.	Intestin grêle.	Etranglement et mort.
2	Ravaton.	Femme.		Bouchère.	Grossesse.	Région lombaire gauche		Ent. épiplocèle.	Etrangl., débrid., guérison.
3	Desault.	Garçon.	9 ans.		Chute d'un 4e étage	Partie ext. de la region ombilicale.	Diam. 3 pouces.	Enterocèle.	Mort, autopsie.
4	J.-L. Petit.	Femme.			Grossesse.	Région ilio-costale gauche.	Tête d'un enfant.		Etranglement.
5	Lassus.	Homme.			Choc d'un timon de carosse.				
6	Richerand.	Homme.	Jeune.	Militaire.	Pointe de sabre.	Partie latérale et inférieure d'abdomen			Facilement réductible.
7	J. Cloquet	Homme.	75 ans.	Ancien domestique.		Côté droit, un travers de doigt des fausses côtes	Vol. des 2 poings.	Epiploon et arc du colon.	Id.
8	Decaisne.	Garçon	6 ans.		Effort	Région lombaire droite.	Petite.	Colon ascendant	Id.
9	Verdier.	Homme.			Chute de 30 pieds.	Région lombaire gauche.	Vol. d'un œuf.	Entérocèle.	Etranglement et réduction
10	W. Coles.	Fille ..	3 ans.		Chute violente.	Flanc droit, région ilio-costale.			A demi-réductible.
11	Nélaton.	Homme.		Chef de gare.	Congénitale.	Près de l'épine iliaque gauche postér.	Vol. d'une montre.		Facilement réductible.
12	Chapplain.	Homme.	60 ans.	Journalier.	Choc d'un tampon.	Flanc gauche.	Vol. du poing.		Id.
13	Marmisse.	Femme.	62 ans.	Gardienne des lieux.	Choc d'un timon	Flanc droit, région ilio-costale.	7 à 8 cent.	Entérocèle.	Id.
14	Basset.	Homme.	18 ans.		Obésité.	Région lombaire gauche.	Vol. tête de fœtus.	Id.	Jamais d'accidents.
15	Grynfeltt.	Homme.	70 ans.	Bateleur.	Hérédité.	Région postérieure du flanc gauche.	Vol. d'une pomme.		Id. Existe dep. l'âge de 7 ans
16	Sistach.	Homme.	46 ans.	Terrassier.	Coup de poing Eboulem. de terre dure	Id. Id.	Vol. du poing.	Entérocèle.	Facilement réductible.
17	Hardy.	Femme.	30 ans.	Modiste.	Efforts de défécat.	Région lombaire gauche.	Vol. d'une pomme.	Id.	Id.
18	Larrey.	Homme.	30 ans.	Militaire.	Bless. arme à feu.	Partie externe de la région lombaire gauche.	Vol. du poing.	Id.	Id.
19	A. Turenne.	Homme.	Agé.			Région lombaire gauche.	1/2 œuf de poule.	Epiplocèle.	Id.
20	Duplay.	Femme.	68 ans.		C. de pied à 8 ans.	Id.	14 centim.	Id.	Id.
21	Broca.	Homme.	70 ans.	Imprimeur.	Chute.	Id.	1/2 œuf de poule	Entérocèle. Colon descend.	Id. Non réduct., pas d'accident.

CHAPITRE IV

ANATOMIE PHYSIOLOGIQUE ET PATHOLOGIQUE

Un pareil titre pourra paraître prétentieux dans une étude sur la hernie lombaire, car jusqu'ici aucune autopsie sérieuse n'est venue confirmer les suppositions qu'autorisent une observation attentive et des notions anatomiques précises sur le mode de formation, de développement et de constitution de la hernie lombaire. Au risque d'être taxé de témérité, nous voulons cependant tenter d'esquisser ce chapitre, espérant que bientôt il pourra être refait complétement et pièces en main.

On s'étonnera sans doute de la place qu'occupe ici ce paragraphe, et de ce que nous avons cru devoir étudier les causes et le mode de production de la hernie lombaire, avant d'en connaître la constitution; cela tient à la pauvreté des matériaux qui sont entre nos mains, pauvreté qui nous force à avoir recours, pour donner la constitution de la hernie, à un examen minutieux du mécanisme qui préside à sa formation.

Disons de suite quels sont ces matériaux. C'est d'abord la description que nous donne Ravaton de l'unique opération de débridement consignée dans la science. Puis l'autopsie que rapporte Desault dans son *Journal de Chirurgie* et celle qui termine l'observation que M. Larrey communiqua à l'Académie de médecine, en 1869. — En dehors de ces renseignements, aussi incomplets que peu nombreux, nous avons ceux que nous fournit la compulsion de nos vingt et une observations de hernie lombaire. Tout cela, rapproché de l'étude anatomo-pathologique des hernies ventrales, nous permet de tirer, par analogie, des déductions qui ne sont pas sensiblement éloignées de la réalité.

Ceci dit, entrons en matière, et recherchons quelles peuvent être les enveloppes de la hernie lombaire.

I. *Enveloppes.* — Outre la peau et les deux feuillets du *fascia superficialis*, qui peuvent, dans certains cas, être réduits à l'épaisseur d'une feuille de papier, comme dans l'observation du docteur Marmisse, de Bordeaux, on trouvera presque toujours le péritoine doublé en dehors de son *fascia propria*. Mais entre ces deux enveloppes (les téguments et le péritoine), quels sont les plans musculaires ou fibreux qui se laisseront distendre ou perforer? Ravaton, dans le récit de son opération, est sobre d'indications : « L'incision des téguments et des *muscles* faite, quelques membranes et le sac herniaire déchirés, je découvris d'abord un dépôt de matière purulente, qui s'évacua et me laissa voir une portion de l'épiploon altéré, suppuré, que je nouai et coupai tout de suite ; il y avait au-dessous trois petites circonvolutions des intestins grêles, que je fis rentrer, parce qu'ils m'avaient paru dans l'état naturel, avec la portion d'épiploon noué. »

Cette description par trop sommaire nous éclaire fort peu sur le mode d'étranglement de la hernie, sur les muscles qui avaient été franchis par les viscères, sur le point qui leur avait livré passage ; mais nous voyons que la hernie était pourvue d'un sac, lequel était recouvert par des membranes qui étaient sans aucun doute constituées par le *fascia propria*.

Nous ne serons guère plus heureux si nous consultons les résultats de l'autopsie que rapporte Desault, autopsie qui fut faite chez un enfant de neuf ans, tombé du quatrième étage, et présentant, à la partie externe de la région ombilicale, une tumeur brune, de forme ovalaire, dont le plus grand diamètre était trois pouces, disparaissant à la pression : « On trouva, dit-il, le péritoine et la partie charnue des muscles, grand et petit oblique et transverse, déchirés en travers dans une étendue de trois pouces ; de sorte que les intestins n'étaient retenus que par la peau. Les viscères du bas-ventre paraissaient être en bon état, et il y avait peu de sang épanché. »

Ce cas, outre qu'il n'appartient probablement pas à la catégorie des hernies lombaires, ne présente rien de concluant. Dans une pareille chute, il ne paraîtra pas extraordinaire que toutes les enveloppes de l'abdomen soient violemment déchirées, y compris le péritoine.

La hernie épiploïque, dont M. Larrey nous a donné l'histoire, ne nous fournit presque aucun renseignement au point de vue de l'autopsie. Elle fit reconnaître une abondance considérable de graisse dans les muscles et l'interstice de tous les viscères ; surabondance de tissu adipeux dans l'épiploon dont une partie formait la hernie lombaire. Et c'est tout. Aucune indication sur le siége anatomique, sur les enveloppes, etc.

Laissons donc de côté les autopsies, et voyons les plans musculaires ou aponévrotiques qu'auront à traverser les viscères herniés.

Si nous consultons les rares observations qui indiquent à l'aide de la mensuration le siége précis de la tumeur, nous voyons que, dans le cas rapporté par M. J. Cloquet, elle se trouve à 10 centimètres des apophyses lombaires (5 travers de doigt) et à 4 1/2 centimètres (1 pouce 1/2) de la dernière côte ; elle est séparée de la peau par une couche épaisse de graisse. Dans celui de Decaisne, elle est située un peu au-dessous de la partie moyenne de l'espace inter-ilio-costal, à 8 centimètres des apophyses épineuses ; et il ajoute, entre le bord antérieur du grand dorsal et le bord postérieur du grand oblique. Dans celui de M. Sistach, la tumeur siége à 9 centimètres de l'apophyse épineuse de la troisième vertèbre lombaire, entre le bord costal et la crête iliaque, à 12 centimètres en arrière de l'épine iliaque : quand elle n'est pas réduite, l'anse intestinale est sous-cutanée. Dans ces trois observations, toutes de causes différentes (effort, chute et contusion), nous sommes certains que la hernie siégeait en dehors du bord antérieur du grand dorsal, et très probablement en dedans du bord postérieur du grand oblique, près de la crête iliaque, c'est-à-dire dans le triangle de J.-L. Petit. M. J. Cloquet ajoute que la hernie n'était séparée de la peau que par une épaisse couche de graisse, et **M**. Sistach qu'elle est sous-cutanée. Il paraît donc à peu près certain que, dans ces cas, les muscles transverse et petit oblique ont été divisés, car en ce point eux seuls séparaient l'intestin et son sac de la peau. Quant à l'anneau ou plutôt l'orifice de sortie, nous allons y revenir.

Pour ce qui est des autres observations, le siége n'est indiqué que très vaguement : dans le flanc gauche (Nélaton) ; dans la région lombaire droite (Chapplain); dans l'espace qui sépare la crête de l'os des îles de la dernière côte (Marmisse); dans la région postérieure du flanc gauche (Basset); J.-L. Petit nous dit : « C'était une vraie hernie qui s'était faite à travers les fibres aponévrotiques du transversal, entre le muscle triangulaire et l'endroit où finissent les obliques. » Il serait impossible de mieux préciser sur le cadavre, mais ici ce n'est qu'une supposition ; il est vrai que Petit, qui avait déjà vu ces sortes de hernie, en devait bien connaître le siége. La hernie qui fait l'objet de l'observation de **M**. Hardy, est sous-cutanée; celle rapportée dans l'observation de **M**. Grynfeltt « n'est séparée de la peau que par la couche cellulo-adipeuse doublée du *fascia propria*. »

En ce qui concerne l'observation recueillie par nous dans le service de **M**. Broca, il est plus difficile de se rendre un compte bien exact des couches traversées par la hernie. Toutefois, à l'aide de la mensuration, on arrive à déterminer sa situation dans le triangle lombo-costo-abdominal que nous avons décrit. Elle est placée un peu au-dessous de la dernière côte, à 4 centimètres ½ de la crête épineuse, et mesure 7 centimètres dans son diamètre transversal. En sorte que son bord externe n'est distant que de 11 centimètres ½ de la crête épineuse. Or, à cette hauteur, dans la région lombaire, le bord antérieur du grand dorsal est à environ 12 à 13 centimètres des apophyses épineuses. Pour se produire, la hernie n'avait qu'à franchir le transverse au niveau du bord externe du carré des lombes, distant de 8 à 9 centimètres de la crête épineuse en ce point, et elle se trouvait sous le grand dorsal, puisqu'en ce point il n'existe ni grand ni petit oblique. A-t-elle traversé également les fibres du grand dorsal? C'est ce qu'il nous serait permis de supposer en voyant le grand diamètre de la tumeur, transversal quand les bras sont pendants, devenir oblique en haut quand le bras gauche est élevé. S'il en est ainsi, notre tumeur est sous-cutanée.

Il ne nous est donc pas possible de déterminer d'une façon bien exacte le nombre des plans fibreux ou musculaires ou celluleux que nous aurons à traverser pour arriver à la tumeur. Toutefois, nous croyons que le plus souvent on ne rencontrera rien autre chose, avant d'arriver sur le sac, que la peau et des feuillets celluleux en plus ou moins grande abondance, suivant l'ancienneté de la hernie, l'œdème et l'inflammation de ses enveloppes, provenant des dédoublements des *fascia*. Nous savons, en outre, que nous pouvons rencontrer d'épaisses couches de graisse (Cloquet), des abcès (Ravaton), des épanchements sanguins (Desault, Sistach), des masses graisseuses au-devant et tout au tour du sac (Marmisse, Larrey).

Quant à l'*anneau*, à l'orifice par où se sont échappés les viscères, il est en général très large, souvent dès le début de la hernie, et presque toujours au bout d'un certain temps. Nous trouvons fréquemment cette mention : la hernie réduite, il y a un enfoncement facile à constater (Cloquet, Decaisne, Grynfeltt), une dépression circulaire de 4 centimètres de diamètre (Sistach), un intervalle triangulaire (Hardy), une dépression profonde (Duplay). Dans l'observation de M. Larrey, l'orifice est plus restreint ; il y a comme un véritable anneau : « Il semble, dit-il, qu'une ouverture profonde irrégulièrement arrondie, formant presqu'un anneau fibreux, constitue l'orifice d'un véritable canal, à travers lequel un organe ferait hernie. » Ici, ce canal a été créé par la cause même qui a présidé à la formation de la hernie ; il suit le trajet de la balle.

Quelquefois, mais plus rarement, et surtout au début, alors que l'intestin se fait jour à travers les fibres aponévrotiques ou musculaires, il y a des phénomènes d'étranglement qui cessent aussitôt après une réduction toujours facile (Cloquet, Decaisne etc.). Nous ne possédons que trois cas d'étranglement avec irréductibilité : ce sont ceux de Garengeot, qui fut suivi de mort ; de Ravaton, où l'opération du débridement fut suivie de guérison, et de J.-L. Petit, dont le résultat nous est inconnu ; dans aucun cas nous ne savons si l'étranglement était dû à la constriction de l'anneau ou à celle du collet.

II. *Sac.* — Nous venons de voir que la plupart du temps l'anneau étant fort large, les viscères herniés sont recouverts du péritoine. L'existence du sac ne peut donc être mise en doute, au moins dans la plupart des cas. Cependant nous possédons une observation de déchirure certaine du péritoine, c'est celle de Desault, dont il a été question plus haut : « On trouva, dit-il, le péritoine et la portion charnue des muscles, grand et petit, oblique et transverse, déchirés en travers dans une étendue de trois pouces. » M. Nélaton signale ce fait, que le péritoine peut être déchiré à la suite d'une violence extérieure. Lors donc que le choc a été très considérable, il ne faut pas affirmer l'existence du sac. Il en est de même dans les plaies pénétrantes. Garengeot disait, au commencement du siècle dernier : « Le péritoine ne se réunissant presque jamais après une plaie pénétrante dans sa capacité, ou que très difficilement, la hernie succède pour l'ordinaire à ces plaies. » Boyer écrivait aussi : « Quand la hernie se forme à la suite d'une plaie pénétrante, ou par un instrument tranchant, comme les bords de la division du péritoine ne sont point réunis entre eux, et qu'ils sont séparés par une espèce de fente, les viscères s'insinuent dans cette fente, soulèvent la cicatrice des muscles et parviennent sous la peau, où ils forment une hernie qui n'a pas de sac péritonéal. » Mais Delpech n'admet pas cette quasi-impossibilité d'une cicatrice du péritoine, et c'est avec raison qu'il invoque un autre mécanisme. « En général, dit-il, toute plaie pénétrante de l'abdomen est suivie d'une cicatrice mince, défectueuse, et qui se laisse facilement distendre. C'est à cette circonstance plutôt qu'au défaut de réunion de la division du péritoine, que l'on doit attribuer le développement consécutif des hernies à la suite de cette espèce de blessure. » M. J. Cloquet et Jobert (de Lamballe) partagent cet avis qui a prévalu. —

Ainsi donc il y a de grandes probabilités pour qu'il n'y ait point eu de sac dans les hernies observées par Richerand (coup de sabre) et par **M.** Larrey (plaie par arme à feu).

Il est encore un cas fort rare où il n'y aurait pas de sac, c'est le cas de hernie en arrière du colon ascendant ou descendant. Et encore faut-il que dans ce cas il n'y ait pas de meso-colon, ce qui peut arriver. Dans notre observation personnelle, il se peut que la hernie manque de sac, si c'est le colon qui constitue la tumeur; il y en aurait, au contraire, probablement si c'était l'épiploon.

Il serait hors de propos de faire ici une longue étude du *collet*, car, d'une part, il manquera le plus souvent; et, d'autre part, quand il existera, il ne se comportera pas ici autrement que dans les hernies ordinaires. — L'orifice par lequel sortent les viscères est habituellement trop large pour comprimer le péritoine de telle sorte qu'il subisse les modifications du collet. Toutefois, il est probable qu'il existait dans les cas d'étranglement que nous possédons (Garengeot, Ravaton, J.-L. Petit) et aussi dans le cas de **M.** Larrey, où l'on avait pu constater « une ouverture arrondie formant presque un anneau fibreux qui constituait l'orifice d'un véritable canal à travers lequel un organe faisait hernie. » Là où il y a un canal, il est naturel d'admettre un collet. — Cette absence de collet rend compte de la forme habituelle des hernies lombaires, qui est celle d'un segment de sphère ou d'ovoïde.

Bien que *l'adhérence du sac* doive être ici l'exception, il se peut faire qu'elle survienne dans les hernies anciennes, soit au niveau de l'anneau, soit dans toute autre partie. C'est très probablement une adhérence du sac au tissu cellulaire sous-cutané, — tissu qui est lui-même adhérent à la peau dans cette région, qui donne à la hernie du malade de **M.** Chapplain cette forme en bourse qu'il signale, et qui est due à l'invagination du sommet de la tumeur.

L'épaisseur du sac varie probablement avec son ancienneté; toutefois, il peut aller en s'amincissant à mesure que la hernie s'avance en âge. Tel est le cas observé par **M.** Marmisse chez une femme très obèse. « En pinçant la tumeur entre deux doigts, écrit-il, on s'aperçoit qu'on pince une anse intestinale : les doigts n'en sont séparés que par un derme excessivement réduit, comparable à l'épaisseur d'une feuille de papier. »

Quant à l'aspect des deux *faces* du sac, il est difficile de s'en rendre compte, puisqu'il n'en a jamais été fait de description ; mais il est probable qu'elles ne subissent pas de grandes transformations, car il n'y a aucune compression. En tous cas, elles ne doivent pas différer de la conformation des parois des autres sacs.

III. *Parties contenues.* — Elles peuvent être : l'épiploon, l'intestin grêle, le gros intestin ascendant ou descendant. Dans la sortie de ces viscères, il n'y a rien qui soit bien particulier à la hernie lombaire, sauf, toutefois, en ce qui concerne le gros intestin.

Jusqu'à présent, il n'y a qu'un exemple bien certain de hernie épiploïque simple dans la région lombaire. C'est le cas cité par **M.** Larrey, et dans lequel le diagnostic fut confirmé par l'autopsie. Ces épiplocèles sont-elles pourvues d'un sac? Oui, certainement, dans les conditions ordinaires de hernie; mais le sac pourrait manquer dans les cas de gran4 traumatisme ou de blessure ayant amené la déchirure du péritoine. Malheureusement, M. Larrey ne nous dit pas si l'épiploon de son malade était recouvert par le péritoine.

La hernie de l'épiploon, accompagnant celle de l'intestin grêle, est certainement beaucoup plus commune. Nous n'en pourrons cependant citer qu'un cas bien certain, c'est celui de Ravaton, où l'épiploon recouvrait trois petites circonvolutions de l'intestin. Sans la présence de l'épiploon, il est probable que la malade, qui présentait depuis trois semaines des accidents graves d'étranglement, aurait eu son intestin gangrené. Mais, comme le dit si pittoresquement Garengeot : « Quand l'intestin est sorti avec l'épiploon, le danger n'est pas si pressant ni si grand, parce que l'épiploon est un corps mollet qui matelasse l'intestin, et le garantit en partie de la compression de l'anneau. »

Quant à la hernie des colons ascendant ou descendant, elle offre dans notre région ceci de particulier, c'est que, le plus souvent, elle ne sera pas contenue dans un sac. On sait, en effet, et nous l'avons fait remarquer plus haut, que les deux colons n'ont pas de meso au niveau de la région lombaire, le péritoine ne les recouvrant pas en arrière. Cependant, il ne faut pas regarder ceci comme une règle absolue, car, par exception, il peut y avoir un repli mésocolique, et de plus, le péritoine recouvrant les cinq sixièmes de la surface des colons (Cruveilhier), si la hernie est assez volumineuse, elle offrira sinon un sac, du moins un repli du péritoine de chaque côté. Cette hernie des colons lombaires est assez rare, et l'on ne peut faire rentrer dans cette catégorie l'observation de Richerand, dans laquelle la hernie, distante d'environ un travers de doigt du rebord cartilagineux des fausses côtes, renfermait probablement une partie de l'épiploon et de l'arc du colon. Mais il faut y placer le cas rapporté par M. J. Cloquet, où la tumeur rénitente, marronnée, est accompagnée d'une douleur sur le trajet du cœcum et du colon ascendant. Il faut y ajouter vraisemblablement le cas de notre observation, où la tumeur est mate à la percussion, élastique au toucher et tendue, surtout quand le malade fait une inspiration.

Résumons ce chapitre en disant que, dans la hernie lombaire, les enveloppes sont le plus souvent bornées aux téguments et aux *fascia* ; qu'en général, il n'y a pas à proprement parler d'anneau, mais un orifice largement ouvert laissant passer une tumeur à large base, sans pédicule ; qu'ordinairement ces hernies sont entourées d'un sac, et que ce sac n'a pas de collet ; qu'assez souvent, surtout lorsque la hernie reconnaît pour cause une contusion, le sac est séparé de la peau par un dépôt purulent, séreux ou sanguin. Qu'enfin, la hernie est constituée souvent par l'intestin grêle, quelquefois par le gros intestin et l'épiploon.

CHAPITRE V

SYMPTOMES — DIAGNOSTIC — PRONOSTIC ET TRAITEMENT

§ 1er. — SYMPTOMATOLOGIE.

La hernie lombaire se présente sous la forme d'une tumeur située dans la région des lombes, en dehors des muscles spinaux, en dedans d'une ligne fictive partant de la crête iliaque et aboutisssant aux dernières côtes, entre la base du thorax et l'os des îles; plus souvent à gauche qu'à droite.

Cette tumeur a la forme d'un segment de sphère ou d'ovoïde à grand diamètre antéro-postérieur. Elle n'a point de pédicule, mais une large base. Elle est mobile sous la peau, et celle-ci conserve sa coloration et son épaisseur normales.

Le volume varie depuis la grosseur d'une noix (Garengeot), d'une moitié d'œuf (Larrey), d'une pomme (Basset), du poing (Nélaton, Grynfeltt, Hardy, Duplay), jusqu'à celle d'une tête d'enfant (J.-L. Petit).

De consistance diverse, le plus souvent molle, quasi-fluctuante, pâteuse ou élastique, et même rénitente et marronnée, quand elle contient des matières fécales (J -Cloquet). — Sonore à la percussion, plus rarement mate (Cloquet, Larrey, Basset).

Réducttion généralement facile, avec ou sans gargouillement. La tumeur rentrée laisse après elle un enfoncement où pénètrent facilement les doigts, quelquefois si considérable « que la main pénètre pour ainsi dire dans la cavité abdominale » (Grynfeltt); ce qui est un signe particulier de la hernie lombaire. La tumeur peut ressortir spontanément ou rester réduite, mais le moindre effort de déplacement, de toux, d'éternuement, de défécation, d'inspiration, non-seulement la fait reproduire, mais encore augmente son volume et sa tension. C'est alors que la main perçoit un choc au moment de l'expansion de la tumeur.

Les accidents de la hernie lombaire sont excessivement rares; la hernie est toujours facilement réductible, et une fois réduite, si elle est maintenue, ce qui est facile à obtenir, elle ne gêne plus les malades pour travailler. — Il faut toutefois citer un cas d'irréductibilité n'ayant entraîné aucun accident, à condition que la hernie reste maintenue : c'est celui qui fait l'objet de notre observation.

Les accidents d'inflammation ne se rencontrent guère qu'au début, alors que la hernie n'a pas encore été réduite, ou qu'elle n'a pas été contenue.

Ils se bornent aux mêmes troubles fonctionnels que dans l'étranglement : coliques, hoquet, nausées, vomissements, constipation, et à la douleur locale. (Observ. de Lassus, Cloquet, Decaisne, Larrey.) D'autres fois, le malade peut porter indéfiniment sa hernie non réduite, sans qu'elle occasionne aucun accident. (Observ. Basset.) Elle peut même, en vingt ans, acquérir le volume d'une tête de fœtus, sans faire éprouver le besoin d'un bandage. (Observ. Marmisse.)

Nous ne parlerons que pour mémoire de l'engouement qui, cependant, pouvait jouer un certain rôle chez le malade de M. J. Cloquet, dont la hernie rénitente et marronnée contenait des matières fécales. Mais comment distinguer les troubles fonctionnels qui accompagnèrent la production de cette hernie, d'avec ceux de l'inflammation ?

Rarement la hernie lombaire amène des accidents sérieux d'étranglement, et cela est tout naturel, puisque l'orifice de sortie est généralement extrêmement large, et que, dans de pareilles conditions, il n'y a pas, à proprement parler, d'anneau herniaire et encore moins de collet.

Cependant, dans les observations publiées, on trouve quelquefois des symptômes d'étranglement. Le plus ordinairement, ces symptômes cessent en pratiquant une réduction qui semble assez facile (Cloquet, Decaisne, Larrey). Une fois seulement l'étranglement a amené la mort ; c'est le cas cité par Garengeot, où la hernie ne fut reconnue par lui que sur le cadavre. Dans l'observation de Ravaton, la hernie étant irréductible, ce chirurgien dut pratiquer le débridement, et la malade guérit. Enfin, l'observation incomplète de J. L. Petit ne nous dit pas ce qu'il advint de la hernie étranglée de sa malade. Ce sont les trois seuls cas d'étranglement que nous ayons à mentionner, car nous ne pouvons porter à l'actif de cet accident le genre de mort très obscur auquel succomba l'ancienne malade de M. Duplay. Il serait superflu de décrire ici les symptômes généraux et locaux qui accompagent l'étranglement de la hernie lombaire ; car, d'une part, sauf quelques mots de Ravaton sur ce point, au sujet de la hernie étranglée qu'il opéra, on ne trouve une pareille relation dans aucune de nos observations, et, d'autre part, ces symptômes ne doivent pas différer de ceux des étranglements ordinaires.

Nous nous contenterons de ces quelques lignes sur la symptomatologie de la hernie lombaire. Nous avons indiqué rapidement ce qui pouvait la différencier de celle des hernies ordinaires, et cela se borne à peu de chose : dans la région des lombes, tumeur sphérique, à base large, à réduction facile, laissant un vaste enfoncement, à reproduction plus facile encore, s'étranglant très rarement. Cela suffit pour établir une identité. Nous allons maintenant la différencier de toutes les autres affections de la région.

§ 2. — DIAGNOSTIC.

Le diagnostic de la région lombaire n'offre pas en lui-même une grande difficulté, et cependant il est de ceux qui ont fourni le plus grand nombre d'erreurs. Delpech, Boyer, Jobert (de Lamballe), M. Larrey, s'accordent pour proclamer que ce diagnostic est facile; toutefois, dit Jobert (de Lamballe), « il est quelquefois obscur, comme le démontre l'observation de J.-L. Petit », et « il n'est pas sans exemple qu'on ait pris une hernie ventrale pour un abcès, » écrit Boyer.

Nous avons fait un relevé des erreurs de diagnostic, et il s'élève à dix, sur un total de vingt et quelques observations. — Sans parler des accidents d'étranglements méconnus qui amenèrent la mort de la malade, dans l'observation de Garengeot; qui furent attribués à la grossesse dans l'observation de Ravaton; à une tumeur « laiteuse ou venteuse » dans le cas de J.-L. Petit, et qui furent traités avec une foi robuste, pour des accidents de pleurésie durant trente-six ans, dans la curieuse observation du docteur Van Hengel, des Pays-Bas (1); nous trouvons que la hernie lombaire a été prise cinq fois pour un abcès — une fois pour un lipome, et une fois pour une collection sanguine. Et cependant, nous dirons avec tous ceux qui ont écrit sur ce sujet, le diagnostic est facile; il est facile à la condition de ne pas oublier de penser à la hernie lombaire. Dans tous les cas, en effet, où il y a eu erreur de diagnostic, cette erreur a été rectifiée par un chirurgien plus avisé, qui a fait tousser le malade et a réduit la tumeur. Aujourd'hui que l'attention est éveillée sur ce genre de hernie, l'erreur sera moins fréquente; cependant il n'est pas encore besoin de remonter bien haut pour en trouver sur son chemin. M. Nélaton en 1858, M. Basset en 1864, Trousseau, dans ses *Cliniques*, signalent encore des erreurs commises. M. le professeur Dolbeau dit avoir observé une hernie lombaire qui fut ouverte comme un abcès.

Quelles sont donc les affections de la région lombaire qui peuvent offrir des signes communs avec la hernie? Ce sont les abcès, comme nous venons de le voir, qui ont donné lieu au plus grand nombre d'erreurs. C'est que, en effet, les abcès chauds, les abcès froids et les abcès par congestion peuvent être assez fréquents dans cette région.

Abcès chaud. — Au premier abord, c'est le siége de la tumeur qui doit appeler l'attention. Si cette tumeur est située au niveau du bord externe du grand dorsal, il faut se tenir en garde. L'étiologie de la tumeur n'a pas ici une grande valeur, car la cause la plus fréquente de la hernie lombaire étant la contusion, il est naturel de penser que cette contusion a pu amener un abcès. Il y a de meilleurs signes. La rougeur, l'inflammation de la partie n'a pas une signification bien précise, bien qu'elle ait une grande valeur, car on peut avoir affaire à une hernie enflammée, engouée, étranglée; dans les deux cas, il peut y avoir des nausées, des vomissements. Mais ce qui ici sera décisif, c'est que dans l'abcès on aura de la fluctuation, tout au moins une peau œdématiée et peu mobile, de la matité; tandis que, s'il s'agit d'une hernie, on aura le plus souvent de la sonorité à la percussion, une réduction facile accompagnée de gargouillement, un choc pendant la toux et une expansion de la tumeur dans une inspiration

____

(1) *Gazette des Hôpitaux*, 1848, p. 501.

ou pendant une contraction des muscles de l'abdomen. Si l'on se trouvait en présence d'une hernie irréductible, mate et enflammée, le diagnostic deviendrait difficile. Toutefois, le choc et l'expansion, joints à l'ensemble des phénomènes observés, auront bon marché de cette embuscade.

Abcès froids et abcès par congestion. — Cette affection, constituée par une tumeur indolente, sans changement de coloration à la peau, peut, lorsqu'elle ne donne pas encore de fluctuation, être très semblable à une hernie irréductible et mate à la percussion. Mais le début lent de la tumeur, sa progression graduelle, l'état et la constitution du malade éclaireront sur le diagnostic. Il faut ajouter qu'en cas de hernie, il y aurait choc et expansion de la tumeur pendant la toux et l'inspiration. Les mêmes remarque, s'appliquent à l'abcès par congestion. Il est bien entendu que le diagnostic n'offrirait pas la moindre difficulté, si la tumeur était sonore et réductible.

Phlegmon périnéphrétique. — Trousseau cite dans sa Clinique un cas de hernie lombaire, prise pour un phlegmon néphrétique et reconnue seulement au moment de l'ouvrir. Les phlegmons du rein reconnaissent parfois pour cause une contusion, aussi cette origine pourrait-elle induire en erreur. De plus, lorsqu'ils ont acquis un certain volume, ils forment à la région des lombes une tumeur arrondie, sans changement de coloration à la peau, dans laquelle la fluctuation est très difficile à percevoir. Mais si l'on déprime la paroi abdominale en avant, on pourra sentir profondément une tumeur assez volumineuse, ce qui éclairera immédiatement le diagnostic. Le plus souvent, l'abcès aura été précédé de phénomènes annonçant une maladie du rein. L'état général sera mauvais, comme chez tous les sujets où il y a un organe en suppuration. En tous cas, cette tumeur molle et mate à la percussion ne sera point réductible, et ne présentera pendant la toux et l'inspiration ni choc ni expansion.

Lipome. — Si l'indolence, la souplesse, la mobilité du lipome, l'absence de coloration de la peau qui le recouvre, peuvent le faire confondre avec la hernie lombaire, sa consistance ferme et lobulée, la matité qu'il donne à la percussion, son irréductibilité, son défaut d'expansion pendant la contraction des muscles abdominaux et pendant la toux, ne laissent aucune espèce de chance de tomber dans cette méprise. D'ailleurs, on ne trouverait, en remontant à son origine, aucune des causes qui amènent ordinairement la sortie des viscères abdominaux.

Tumeur graisseuse. — Ces sortes de tumeurs, que Pelletan avait appelées hernies graisseuses, siégent le plus souvent au niveau de la ligne blanche, et jusqu'ici il n'y a aucune mention de leur présence dans la région lombaire. Toutefois, comme rien ne s'oppose, croyons-nous, à ce qu'elles y apparaissent, il faut être en garde contre elles. Et cela est d'autant plus utile qu'il est très difficile de les distinguer d'une hernie épiploïque. Comme celle-ci, elles forment une tumeur de consistance molle, pâteuse, mate à la percussion et parfois réductible, et, ce qui rend encore le diagnostic plus obscur, pouvant s'accompagner de phénomènes d'étranglement. Jobert (de Lamballe) explique ces symptômes par ce fait que « l'implantation du tissu adipeux sur le péritoine par un pédicule occasionne des tiraillements et de l'irritation du péritoine. » Dans ces cas difficiles, Jobert prescrit comme un devoir de pratiquer toujours l'opération.

Nature de la hernie. — En ce qui concerne le diagnostic du contenu de la hernie, il n'offre rien de bien particulier à notre région. Si l'intestin grêle seul est sorti, la sonorité de la tumeur, sa réduction complète avec gargouillement lorsqu'elle est réductible, fera facilement reconnaître sa présence. N'oublions pas non plus que l'entérocèle provoque beaucoup plus fréquemment que l'épiplocèle des accidents des voies digestives. — S'il s'agit de l'épiploon, pas de sonorité, tumeur souvent lobulée, de consistance pâteuse, rentrant sans gargouillement. Mais si l'épiploon accompagne des anses intestinales, alors la sonorité sera plus ou moins nette, suivant que le premier viscère coiffera complétement l'intestin ou se placera seulement à son côté. Dans ce cas, la réduction se fera avec gargouillement, et le plus ordinairement il restera quelque chose dans la tumeur.

Le cas sera plus difficile si l'on a affaire à l'un des colons lombaires. Dans cette hypothèse, la hernie pourra être sonore, molle et élastique si l'intestin hernié contient des gaz ; mais elle pourra aussi être : mate et pâteuse si l'intestin est revêtu d'une portion d'épiploon ; mate et fluctuante s'il contient des matières liquides ; mate, rénitente et marronnée si ce viscère contient des matières fécales. (Obs. de J. Cloquet.) — Si la tumeur est peu volumineuse, c'est qu'il n'y a qu'une portion de la circonférence du colon hernié. C'est ce que nous avons observé chez le malade de M. Broca, dont la tumeur herniaire, de la grosseur d'une moitié d'œuf, est mate à la percussion, très élastique quand elle est distendue, molle et dépressible dans le cas contraire.

§ 3. — PRONOSTIC.

Nous n'avons que fort peu de choses à en dire ; car, s'il diffère du pronostic ordinaire des hernies, c'est parce qu'il est plus favorable encore. L'étranglement constitue une rare exception, et l'on peut dire que quand la hernie est maintenue convenablement, elle n'expose à aucun accident et gêne peu le malade. De plus, le siége de la hernie en rend la contention facile et peu gênante.

Eu égard au contenu de la hernie : une épiplocèle simple offrira moins de chances d'accident, bien qu'elle soit plus difficile à maintenir ; l'entéro-épiplocèle est plus favorable que la hernie de l'intestin grêle tout seul, l'épiploon servant d'organe de protection très efficace ; enfin, la hernie du gros intestin peut toujours laisser craindre l'engouement, si on ne la réduit pas. Nous rappellerons toutefois que de très grosses hernies qui restèrent dix et vingt ans sans contention, n'amenèrent pas le plus petit accident. — La guérison de la lésion ne nous semble pas impossible, malgré la largeur de l'ouverture. Nous y reviendrons dans le traitement.

§ 4. — TRAITEMENT.

Le traitement de la hernie lombaire peut être considéré à trois points de vue : traitement préventif, traitement palliatif, traitement curatif. — Le traitement préventif ne doit pas être négligé ici, car le chirurgien sera souvent prévenu de l'affection qui menace son malade par la cause même qui la produira. Si donc il se trouve en présence d'un homme qui a reçu une forte contusion ou une blessure dans la région lombaire, il doit se hâter de lui faire porter une ceinture pour venir en aide aux parois affaiblies, et nous croyons qu'ainsi il pourra le plus souvent éviter à son malade une infirmité sinon très grave, du moins fort gênante. En ce qui concerne les blessures par armes à feu, M. Larrey cite l'exemple de son père qui, en maintenant par un bandage les cicatrices de la région des lombes, évita à ses blessés les hernies consécutives.

Le traitement palliatif se confond ici, au moins la plupart du temps, avec le traitement curatif. En employant l'un, on pourra peut-être obtenir l'autre. Aussi ne faut-il viser qu'à soulager le malade, mais à le soulager de telle sorte qu'il s'aperçoive à peine de son affection. C'est un beau résultat. Quant à la guérison, nous ne la croyons pas impossible, mais elle est difficile, en raison de l'ouverture qui a donné passage aux viscères. Toutefois, avec un bandage bien approprié, bien maintenu et porté constamment, si le malade ne fait pas de trop grands efforts, nous pensons que les deux bords de l'orifice resteront en contact, au moins dans les deux angles, et que l'ouverture, diminuant graduellement par une cicatrisation progressive, finira par disparaître complétement. Il est, en outre, des cas favorables où l'orifice n'est pas très large, et nous pourrions citer comme exemple le malade de M. Broca, chez lequel la tumeur a diminué de un centimètre dans son diamètre transversal, en l'espace d'un mois. Il faudra donc, en ce qui touche les chances de guérison, tenir compte de l'ancienneté de la plaie, de son mode de production (contusion ou déchirure par effort), de sa largeur, de la constitution anatomique des tissus déchirés.

Deux indications principales à remplir dans la hernie simple : réduire et contenir.

La *réduction* est en général facile ; la plus simple pression suffit souvent pour faire rentrer l'intestin, et partout dans nos observations, nous rencontrons cette mention : réduction facile. Cependant nous y trouvons aussi, en dehors des cas d'étranglement, deux cas d'irréduction. C'est l'observation de Verdier, où la tumeur n'était qu'à demi-réductible, et celle qui nous est personnelle, où elle diminue de volume, mais ne rentre pas.

La hernie réduite, une ceinture suffit pour la *contenir*, et c'est assurément le bandage qui remplit le mieux l'indication. Un bandage à ressort gênerait beaucoup plus le malade et donnerait de moins bons résultats. Toute ceinture est-elle également bonne? Faut-il une ceinture en caoutchouc vulcanisé, comme le dit M. Grynfeltt et comme M. Hardy l'appliqua à sa malade? Faut-il que cette ceinture soit munie d'une pelote? Tout cela dépend évidemment des indications. Cependant nous voyons que M. Basset se contenta, pour son malade, d'une ceinture de gymnase et que celui-ci s'en trouva bien. M. Broca a donné à son malade une ceinture en cuir, sans pelote, qui maintient fort bien la tumeur. Cela ne veut pas dire qu'il n'y ait des cas où l'on se trouvera bien de l'emploi de la ceinture en caoutchouc, mais évidemment il y a là un certain luxe dont on peut se passer. Quant à la pelote, nous ne contestons pas son utilité, mais il pourrait se faire qu'au lieu de servir à la réduction, elle n'eût d'autre rôle que d'agrandir l'ouverture herniaire. C'est donc au chirurgien à se laisser guider par l'indication.

Au cas où la hernie ne provoquant aucun trouble fonctionnel ne pourrait cependant être réduite, on la contiendra avec un bandage approprié, muni d'une pelote concave dont on diminuera graduellement la concavité. Et même, dans cette dernière hypothèse, si la hernie n'était pas volumineuse, une ceinture ordinaire pourrait être supportée par le malade.

Si la hernie irréductible s'accompagne de phénomènes d'étranglement, le chirurgien fera le *taxis* perpendiculairement à la paroi abdominale, puisqu'ici les viscères n'ont aucun canal à traverser. Il se pourrait toutefois que les anses intestinales, après avoir franchi le transverse au niveau du triangle *lombo-costo-abdominal*, eussent contourné le bord antérieur du grand dorsal pour venir s'étaler à sa surface. Dans ce cas, il faudrait diriger la tumeur vers le trajet qu'elle a suivi pour arriver sous les téguments.

Si le taxis ne réussit pas, il faut opérer le *débridement*.

Il n'y a, dans toute l'histoire de la hernie lombaire, qu'une seule opération de débridement. Elle fut pratiquée avec succès par Ravaton, qui nous en donne une relation si imparfaite, qu'il est bien difficile de s'en faire une idée. « L'incision des téguments et des *muscles* faite, quelques membranes et le sac herniaire déchirés, je découvris d'abord un dépôt de matière purulente, qui s'évacua, et me laissa voir une portion de l'épiploon altéré, suppuré, que je nouai et coupai tout de suite; il y avait au-dessous trois petites circonvolutions des intestins grêles que je fis rentrer. » Ravaton n'indique le siége de sa hernie que par cette désignation vague : région lombaire gauche. Quels muscles a-t-il donc incisés, et entre quels plans musculaires se trouvait la tumeur? c'est ce qu'il ne dit pas. La seule chose qu'il nous apprenne, c'est que sa hernie avait un sac. Peut-être s'agit-il là d'une hernie cachée sous le grand dorsal; ce serait alors ce muscle qu'il aurait coupé. Cette hypothèse nous semble assez vraisemblable.

Le plus habituellement, on n'aura à couper que trois couches : la peau, le *fascia superficialis*, le *fascia propria*, et l'on sera sur le sac. Mais nous savons que les deux plans celluleux peuvent, à l'état normal, se diviser chacun en deux couches; on en trouvera bien davantage lorsque les parties seront œdématiées par suite de l'inflammation. Il faudra donc procéder avec lenteur. On reconnaîtra qu'on arrive sur le sac quand les tissus rencontrés deviendront plus rouges. Le sac est plus rouge que tous les autres feuillets. On ouvrira le sac suivant le mode ordinaire, puis on procédera au débridement. Dans ce cas, dit Delpech : « La situation profonde de l'ouverture qu'il s'agirait de débrider, et le danger d'intéresser une des artères lombaires, devraient faire renoncer à l'usage de l'instrument tranchant pour cette partie de l'opération, et donner la préférence aux dilatateurs connus. » Delpech ne nous dit malheureusement pas s'il a mis en usage la méthode qu'il recommande. Aujourd'hui, on à depuis longtemps renoncé aux dilatateurs.

Le débridement devra se faire dans le sens vertical, afin de sectionner perpendiculairement à leurs fibres les muscles transverse et petit oblique, qui formeront, tous les deux ou l'un des deux seulement (le transverse), l'anneau de la hernie. On devra le faire à la partie externe et non point en dedans, où l'on aurait beaucoup plus de chance de rencontrer la dernière intercostale aortique, l'artère la plus volumineuse qui traverse obliquement la région. Il sera même bon de faire l'incision un peu oblique en dehors ; de la sorte, on sera dans une direction parallèle à l'artère, et de plus, perpendiculaire aux fibres du petit oblique.

Telles sont, en résumé, les indications spéciales au traitement de la hernie lombaire.

CONCLUSION.

La région dans laquelle se produit la hernie lombaire ne s'étend pas en dehors du bord postérieur des obliques.

Le plus souvent, cette hernie se produit dans le triangle de J.-L. Petit ; mais elle peut se manifester en dedans de ce triangle, dans un autre espace limité en dedans par le bord externe du carré des lombes, en dehors par le bord postérieur des obliques, en haut par la dernière côte, appelé *triangle lombo-costo-abdominal*.

La hernie lombaire reconnaît pour cause principale, auxiliaire de toutes les autres, l'affaiblissement de la paroi postérieure de l'abdomen par suite d'une disposition anatomique *normale* ou *anormale*. Le mécanisme de production varie suivant la cause qui a provoqué la hernie.

En général, la hernie lombaire a une base large, n'a pas de collet, est pourvue d'un sac péritonéal et ne s'étrangle que fort rarement.

QUESTIONS

Anatomie. — Articulations de la colonne vertébrale.

Histologie. —

Physiologie. — Usages du nerf grand sympathique.

Physique. — Chaleur animale.

Chimie. — Des combinaisons du phosphore avec l'oxygène ; —propriétés et préparations des acides phosphoreux et phosphorique.

Histoire naturelle. — Caractères distinctifs des batraciens; comment les divise-t-on? de la grenouille, du crapaud; leurs produits.

Pathologie externe. — Des luxations de l'astragale.

Pathologie interne. — De l'ulcère chronique simple de l'estomac.

Pathologie générale. — De la contagion et de l'infection.

Anatomie pathologique. — De l'hypertrophie glandulaire.

Médecine opératoire. — Du mode d'application des caustiques minéraux.

Pharmacologie. — Du vinaigre de vin ; quelles sont les altérations qu'on lui fait subir et des moyens de les reconnaître; quels sont les principes que le vinaigre enlève aux plantes ; comment prépare-t-on les vinaigres médicinaux?

Thérapeutique. — De l'accoutumance en thérapeutique.

Hygiène. — Des pays chauds.

Médecine légale. — Quelle est la valeur relative des faits sur lesquels un expert peut se fonder pour affirmer qu'il y a eu empoisonnement?

Accouchements. — Des vomissements incoërcibles.

Vu, bon à imprimer :

BROCA, *Président.*

Vu et permis d'imprimer :

Le Vice-Recteur de l'Académie de Paris,

A. MOURIER.

Paris. — Imp. Nouv. 14, rue des Jeûneurs. — G. Masquin et Cⁱᵉ.